COSMÉTICA NATURAL

Félix Díaz González

© **Félix Díaz González, 2018**

Edición revisada y ampliada.

Queda prohibida la reproduc-
ción por cualquier medio sin
el permiso expreso del autor.

A MODO DE INTRODUCCIÓN

Los productos naturales se han usado en cosmética desde la noche de los tiempos, así que no son una «moda de fin de siglo» ni mucho menos. Pero frente a la abundancia de sustancias sintéticas cada vez más caras y contaminantes, la gente está volviendo a la Naturaleza, donde podemos hallar toda clase de sustancias para mejorar el aspecto de la piel, tan deseado por mujeres y hombres.

Mi intención al elaborar esta selección de fórmulas de cosmética no ha sido dejar sin trabajo a las perfumerías ni a los laboratorios. Solo he pretendido dar a conocer unas cuantas recetas sencillas que puedan servir de alternativa a quienes prefieran saber qué es lo que contiene una crema o una mascarilla.

Esta selección no es exhaustiva, ni pretende serlo. El principal criterio de selección ha sido la facilidad relativa para conseguir los ingredientes necesarios. Y también su interés cosmético.

No he querido hacer discriminaciones y aunque la mayor parte de las fórmulas están dirigidas a mujeres, gran número de ellas son también adecuadas para hombres. De hecho, al final hay un apartado dedicado específicamente al cuerpo masculino. Y para los niños también hay un pequeño apartado.

He usado una terminología más propia de la cocina que de la cosmética profesional; resultan así más fáciles de preparar, pues todas pueden llevarse a cabo con los medios habituales en la cocina del hogar. Respecto a los profesionales del ramo, a quienes también va dirigida esta selección, les será fácil transcribir estas «*recetas*» en «*fórmulas de cosmética*», utilizando las medidas equivalentes más abajo mencionadas.

Ud. puede conseguir muchos de los productos en el mercado, otros en herboristerías, también en farmacias y algunos más en droguerías. El jabón, si no lo consigue, puede elaborarlo. La leche y el yogur deben ser enteros, es decir con toda su grasa (salvo que se diga expresamente lo contrario); la medida de «1 yogur» se refiere a un envase de 125 cm³.

Cuando compre frutas o verduras para preparar un producto cosmético, es muy importante que se asegure de que se trata de vegetales sin aditivos químicos, en especial si los va a use enteros con su cáscara. Recomiendo que, siempre que pueda, busque plantas de «*cultivo ecológico*»; aunque son algo más caros, le garantizan la ausencia de sustancias químicas en su producción. En todo caso, si tiene dudas, lo mejor es lavar bien las plantas antes de usarlas.

Algunas recetas aparecen en diferentes versiones y proporciones, para que usted elija la que mejor se adapte a sus preferencias y posibilidades.

MEDIDAS EQUIVALENTES

1 taza	= 250 cm³	
1 vasito (para vino)	= 100 cm³	
1 cucharada (rasa)	= 10 cm³	(líquidos)
1 cucharada (colmada)	= 14 cm³	(sólidos)
1 cucharadita (de café)	= 2,5 cm³	
20 gotas	= 1 cm³	
Una pizca	= c.s.	
Un puñado	= c.s.	

(Si no se indica lo contrario, las cucharaditas se entienden de postre)

NOTA:

«**c.s.**» quiere decir «cantidad suficiente», es decir «*a ojo*».

Las cantidades mencionadas se refieren a volúmenes. Los pesos ya dependen de cada sustancia en particular. Siempre que me fue posible procuré hallar la equivalencia entre los pesos indicados de sustancias y su cantidad en las medidas tradicionales, y a la inversa, pero no siempre pude hacerlo. Por eso en algunas recetas verán mezcladas cantidades en gramos y en cucharadas (o tazas, por decir algo).

MUY IMPORTANTE: Las enfermedades de la piel han de ser tratadas siempre por un dermatólogo. Si Usted desea usar alguno de estos productos cosméticos para algún tratamiento, primero debe consultar con el médico. Por otro lado, no puedo asegurar que todos los tratamientos den resultado, pues eso es algo que depende de las características de cada persona. Por último, ante cualquier duda que pueda tener acerca de las fórmulas o de cómo usarlas, siempre lo mejor es ponerse en manos de un profesional de la estética, quien seguro que sabrá orientarle y le ayudará con mucho gusto.

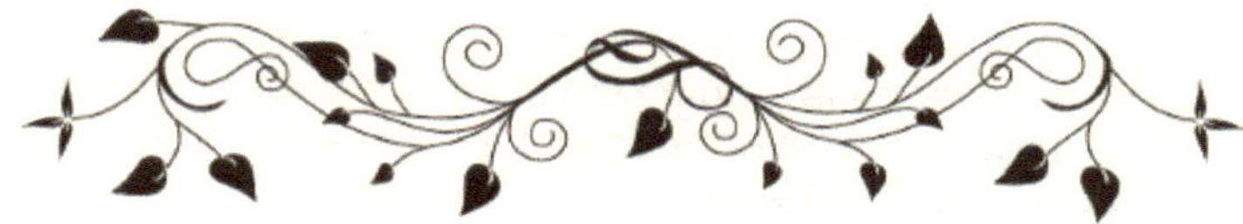

INDICACIONES GENERALES

Materiales necesarios: Aunque la mayoría de los útiles necesarios pueden encontrarse en la cocina, recomiendo usarlos exclusivamente para preparar los cosméticos. También puede emplear material de laboratorio e incluso es lo recomendable si tiene que comprarlo para elaborar las fórmulas. Recuerde que todos los materiales han de mantenerse rigurosamente limpios y secos.

Muchos de los ingredientes necesarios puede conseguirlos en las farmacias, y con el grado de pureza adecuado para la preparación de los cosméticos; pero también pueden adquirirse en herboristerías y tiendas de productos dietéticos, si bien ha de comprobar que tienen la calidad y pureza adecuadas. Frutas y verduras las halla en el mercado, pero siempre que pueda búsquelas de «*cultivo ecológico*». La piel es un órgano muy delicado, así que tenga eso en cuenta a la hora de querer ahorrarse «un dinerillo».

Recomiendo usar siempre agua pura, destilada, si así se indica, o agua mineral si no es el caso, nunca del grifo, salvo por supuesto cuando se trate de cosméticos para usar en el baño. En el caso de usar agua mineral, atención a su contenido en sales: mejor si es de mineralización débil (bajo contenido en sodio) y poca dureza (bajo contenido en calcio).

Para las medidas es conveniente que utilice siempre los mismos útiles. Conviene que tenga a mano uno de esos juegos de medidas de plástico que van desde media cucharadita hasta una taza. De esa forma, los resultados serán similares cada vez que prepare un determinado producto.

Un utensilio imprescindible para muchas de las preparaciones es una batidora eléctrica, preferiblemente del tipo manual. También es el más caro, por lo que puede resultar difícil tener uno exclusivamente para las preparaciones cosméticas, pero es lo recomendable. Y mejor aún si es de velocidad regulable.

Conservación: Infusiones, decocciones, jugos, etc. deberán usarse inmediatamente. Maceraciones o lociones de mayor duración se conservarán en tarros de cristal, mejor oscuros, o en la nevera a temperatura no demasiado baja. Hierbas o plantas aún por preparar se guardan en lugar seco y oscuro, preferiblemente en cajas de madera: envasadas en cristal o plástico duran menos. Algunas de las fórmulas indican su duración aproximada, se entiende si se tapan bien después de cada uso y se guardan en el lugar adecuado, que se indica en cada caso.

Preparación y uso del alcohol: Muchas fórmulas hacen uso de alcohol de diferentes graduaciones. Mientras no se diga lo contrario, debe ser siempre alcohol etílico, sin desnaturalizar, preferiblemente alcohol de vino o de melazas. Este alcohol es apropiado para la preparación de bebidas, y es bastante más caro que el desnaturalizado (el que se usa para desinfectar), pero es mucho más puro. El alcohol desnaturalizado contiene sustancias que pueden producir efectos no previstos, aunque en algún caso podría utilizarse (en caso de duda, consulte con un especialista). El alcohol que normalmente se vende, sea o no desnaturalizado, suele ser de 96º, o en todo caso de 90º, pero muchas de las fórmulas lo llevan de otras graduaciones; para obtenerlo, basta diluir con agua <u>destilada</u> en la proporción adecuada:

Para preparar...	Alcohol 96º	Agua
1 cucharada (10 cm^3) de alcohol de 90º	9 cm^3	1 cm^3
3 cucharadas (30 cm^3) de alcohol de 90º	28 cm^3	2 cm^3
2 vasitos (200 cm^3) de alcohol de 90º	187 cm^3	13 cm^3
1 taza (250 cm^3) de alcohol de 90º	225 cm^3	25 cm^3
1 taza (250 cm^3) de alcohol de 80º	208 cm^3	42 cm^3
½ taza (125 cm^3) de alcohol de 70º	91 cm^3	34 cm^3

Para hacer unas medidas exactas, use una jeringuilla de plástico sin su aguja. Si no teme a las matemáticas, la forma de calcularlo es mediante un simple problema de mezclas o una regla de tres inversa. Multiplique la cantidad pedida (en cm^3) por la graduación y divida por 96 para obtener los cm^3 de alcohol de 96º que equivalen. El agua necesaria para diluir será la diferencia entre la cantidad total y la cifra que acaba de calcular. Puede comprobar que es así en todos los ejemplos de arriba.

Nota: muchas veces podrá usar alcohol de 96º en vez del de 90º, si no hacen falta medidas exactas. Es casi lo mismo, como puede observar en la tabla anterior. Para otras graduaciones sí que conviene hacer la mezcla.

OPERACIONES ESPECIALES

Todas las fórmulas llevan alguna preparación y todas las operaciones son fáciles de comprender. De todas formas, algunas de las más usadas llevan una terminología propia, que creo conveniente explicar a continuación. Todas ellas son realmente fáciles y sencillas.

Infusión o **extracto**: En un recipiente (un bol o una taza, por ejemplo) con las hierbas, vierta la cantidad indicada de agua hirviendo, y deje reposar al menos 5 minutos (mejor si son 8 ó 10 minutos). Filtre (con papel de filtro o con una tela blanca y limpia o bien una gasa) y enfríe hasta que la temperatura sea tolerable. Debe usarse de inmediato.

Decocción: Deje hervir el agua con los vegetales, al menos durante 5 -10 minutos. Retire del fuego, que repose otros 10 minutos, cuélela y cuando esté tibia aplique la **tisana** resultante.

Maceración: Coloque los componentes vegetales (lavados y secados previamente si son verdes), <u>sin apretar</u> en una botella de cuello ancho, seca y de color sepia o topacio. Vierta el disolvente (aceite puro o una mezcla de aceites preparada previamente) hasta que cubra por completo las hierbas; de ser necesario, pueden apretarse ligeramente. Elimine las burbujas de aire con golpes ligeros y girando la botella. Ciérrela herméticamente y déjela en reposo durante tres semanas, en un lugar oscuro y no muy frío. Para su uso deberá filtrarse, pero puede conservarse hasta 4 meses dejando las plantas dentro del recipiente con el resto del líquido.

Jugo: Las verduras o frutas tiernas se cortan en trozos pequeños, se envuelven en un trapo limpio y se escurre bien. Si son de consistencia dura, como las zanahorias, triture previamente, luego envuelva el puré en un lienzo y escurra. Los jugos deben utilizarse de inmediato, para que conserven todas sus propiedades cosméticas y nutricionales. Pueden usarse jugos ya preparados, si se trata de productos naturales, <u>sin ningún aditivo</u>. No use nunca bebidas de verduras sazonadas.

Cataplasma: Aplicación directa de la planta. Tras la cocción (opcional), se machaca o aplasta y se aplica mediante gasas sobre la piel, generalmente caliente hasta que la cataplasma se haya enfriado.

Filtrado: La forma correcta de hacerlo es usando un fonil (embudo) de un material inerte; lo ideal es vidrio de laboratorio, pero puede ser de plástico o metálico, en la mayoría de los casos. Se coloca un papel de filtro doblado en el interior y se vierte la mezcla a filtrar por dentro. Puede servir perfectamente un filtro de los empleados para elaborar café al estilo alemán. A falta de papel de filtro puede usar papel de cocina.

También puede filtrarse mediante un paño limpio, en cuyo caso además puede hacerse una **expresión**: estrujar la mezcla dentro del paño con las manos limpias.

<u>NOTA:</u>

Vegano y orgánico: Algunas fórmulas están señaladas con las marcas que aparecen a la derecha, lo que significa que están libres de sustancias de origen animal, así como ingredientes de síntesis química. Aunque usted deberá comprobar que lo mismo se aplica a los ingredientes en particular que vaya a emplear en su elaboración.

Otras fórmulas sin la marca indicada pueden ser aptas para veganos o para partidarios de los productos orgánicos, pero en ese caso deberá verificarlo usted por su cuenta.

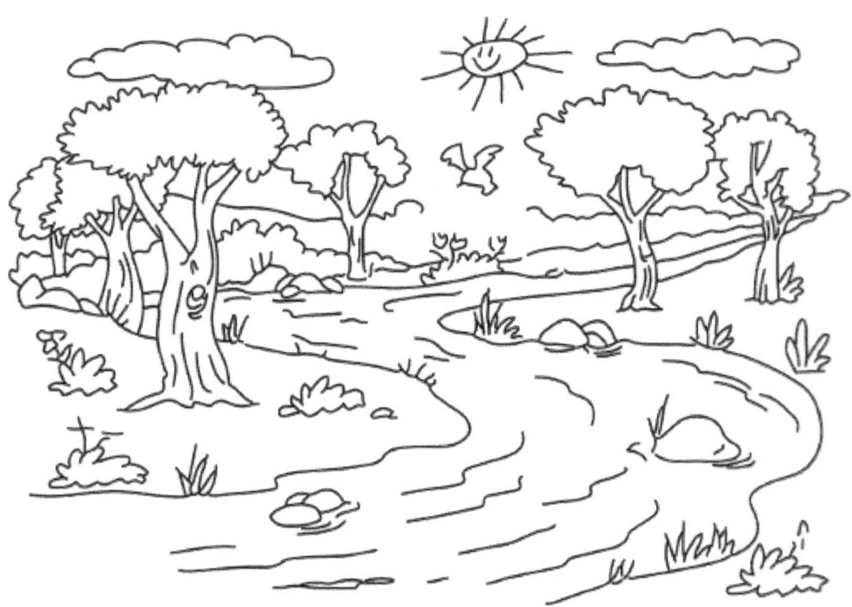

EXFOLIANTES Y ABLANDADORES DE LA PIEL

AVENA

Harina de avena	3 cucharadas
Leche	3 cucharadas

Muela bien la harina usando un mortero. Caliente la leche procurando que quede tibia, añada el polvo y forme así una pasta cremosa. Aplíquela con una brocha y friccione suavemente durante unos tres minutos. Enjuague con agua tibia. Si lo prefiere, utilice crema en lugar de leche.

ACEITE DE GIRASOL CON AZÚCAR

Exfoliante para pieles secas. Mezcle bien y aplicar sobre la piel frotando con suaves movimientos giratorios.

AGUACATE

Utilice la parte de dentro de la cáscara. Déjela actuar durante unos minutos y luego friccione suavemente. Es normal que produzca un ligero escozor, sin importancia. Para retirarlo, utilice infusiones calmantes.

ANTIDUREZAS DE YOGUR Y VINAGRE

Vinagre de sidra	1 cucharada
Yogur natural	2 cucharadas

Mezcle y aplique sobre la zona afectada, dando masaje durante unos diez minutos. Limpie y seque la piel y luego aplique alguna crema.

ARENA

La arena de la playa es un buen exfoliante, sobre todo si es fina. Aprovéchela también para luchar contra la celulitis; recoja un puñado de arena y frote con ella las zonas celulíticas aplicando un masaje circular. Luego dese un buen baño para quitar la arena.

AZÚCAR Y ACEITES

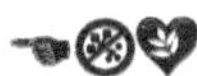

Azúcar	al gusto
Aceite de coco	½ de la cantidad de azúcar
Aceite esencial (el que prefiera)	3 – 4 gotas

Caliente el aceite de coco para licuarlo y facilitar su mezcla. Añada el azúcar y cuando tenga una mezcla homogénea y esté más frío, añada el aceite esencial (para que no se evapore, lo que puede ocurrir si se añade en caliente).

Úselo antes de la ducha o el baño, frotando suavemente la piel con la pasta durante dos o tres minutos y después enjuague y proceda a ducharse.

<u>AZÚCAR Y MIEL</u>
Mezcle 60 gramos de azúcar con 20 de miel y 20 cm^3 de agua, hasta tener una consistencia uniforme. Apliquer sobre la piel con un suave masaje circular. Deje actuar unos minutos antes de lavar con agua.
Mezcle y aplique sobre la zona afectada, dando masaje durante unos diez minutos. Limpie y seque la piel y luego aplique alguna crema.

<u>BAÑO EXFOLIANTE</u>
Llene la bañera con agua caliente a la que agregue un poco de aceite de almendras. Usando un cuenco con sal gruesa, y estando de pie dentro de la bañera, aplique la sal por todo el cuerpo dando masajes suaves en forma circular, insistiendo en las zonas más rugosas. Al terminar, métase dentro del agua y relájese diez minutos.
Aplique luego una ducha fría y tras secar, una crema hidratante.

<u>CÚRCUMA PARA EL ACNÉ</u>
Mezcle una cucharada de polvo de cúrcuma con unas gotas de jugo de limón y agua destilada en cantidad suficiente para formar una pasta. Colóquela sobre las zonas afectadas por acné y deje actuar quince minutos. Para terminar, frote la mezcla con agua a temperatura ambiente hasta retirarla por completo.

<u>EXFOLIANTE DE CAFÉ</u>
1°) Use las borras del café como exfoliante. Puede aprovechar el lavado de la loza para frotarse las manos con las borras, al terminar.

2°)

Yogur natural	3 cucharadas
Miel de abejas	1 cucharada
Borras de café	2 cucharadas

Mézclelo todo y aplique en la cara con suaves movimientos giratorios.

<u>EXFOLIANTES CASEROS</u>
1°) A base de arroz y agua. Hace siglos que en Asia el polvo de arroz se utiliza para cuidar y embellecer la piel. Muela el arroz crudo en un molinillo de café y mézclelo con unas gotas de agua. Extienda por todo el rostro.
Solo hay que moler y mezclarlo y extenderlo por el rostro.

2°) Exfoliante casero de café, sal y miel. Use el café molido, añada un puñado de sal y una cucharada de miel y aplique todas las mañanas en las nalgas durante tres minutos en movimientos circulares mientras se ducha. Aclare con agua bien fría para producir mejor efecto.

3º) Azúcar y aceite de oliva. El azúcar es ingrediente habitual en las recetas caseras. Es humectante, y su textura granulada se disuelve rápidamente y se tolera por todos los tipos de piel. El aceite de oliva aporta hidratación y facilita la extensión del producto.
Va muy bien para brazos, piernas, espalda y labios.

4º) Mezcle un cucharada de azúcar con ocho gotas de limón y media cucharada de aceite de oliva. Aplique la mezcla realizando suaves masaje con los dedos en movimientos circulares. Retire con una toalla empapada en agua tibia.

GALLETAS Y CHOCOLATE

Galletas María (o similares)	3
Chocolate en polvo instantáneo	3 cucharadas
Aceite vegetal	2 cucharadas

Se muelen bien las galletas hasta reducirlas a un fino polvo; se mezclan con el chocolate en polvo y finalmente se añade el aceite hasta obtener una pasta untuosa. Se aplica sobre la piel con movimientos circulares para remover las células descamadas. Se deja actuar unos minutos antes de retirarla con un jabón suave. Terminar el tratamiento con un tónico suave. También se puede usar una mascarilla de yogur como sustituto del jabón.

HARINA DE ALMENDRAS
Mezcle harina de almendras dulces con agua de rosas o agua mineral hasta que el producto tenga una textura fluida, simular a una crema. Aplíquelo por el rostro o el cuello y luego frote suavemente las espinillas con una brocha o cepillo suave (por ejemplo, un cepillo de dientes infantil). Adecuado para cualquier tipo de piel, excepto aquellas que sean muy sensibles.

HARINA DE MILLO
Humedezca previamente la piel y a continuación aplique la harina haciendo fricciones. También puede aplicar directamente la harina humedecida.

HIERBAS PARA PIELES ACNEICAS 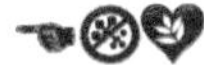

Aceite de soja	1½ cucharadas
Aceite de almendras	1½ cucharadas
Aceite de aguacate	1½ cucharadas
Aceite de germen de trigo	1½ cucharadas

Hojas de salvia	1 cucharadita
Hojas de romero	1 cucharadita
Hojas de toronjil	1 cucharadita
Harina de avena	3 cucharadas

Prepare el macerado con los todos los ingredientes salvo la avena. Pasadas 3 semanas, ponga el macerado en una fuente y agregue poco a poco, mientras se remueve, la harina de avena hasta conseguir una papilla fina. Envase y guárdela. Dura unos 6 meses. Si resulta excesivamente graso, sustituya el aceite de aguacate por aceite de soja, es decir use 3 cucharadas de aceite de soja.

INFUSIÓN DE BARDANA

Una infusión de bardana resulta adecuada para pieles con psoriasis. ***Pero antes debe consultar con su dermatólogo***.

MANZANA

Manzana (grande)	1
Leche	1 cucharada
Harina de avena	1 cucharada

Muela la manzana hasta dejarla como jugo y mézclelo con los demás ingredientes. Aplíquelo a la cara y friccione con suavidad. Sirve también como leche limpiadora.

MASCARILLA ACLARANTE

Mezclar avena, una cucharada de miel y el jugo de un limón hasta tener una pasta uniforme que pueda aplicarse en todo el rostro. Dejarla actuar entre 20 y 25 minutos. Aclarar con agua tibia en abundancia. Es adecuada para pieles grasas; para pieles secas se puede sustituir el limón por un poco de leche

MASCARILLA PURIFICANTE

Para combatir los puntos negros, machaque medio pepino con una cucharada de perejil, eneldo o cebollino. Luego añada a la mezcla una taza de requesón y remueva bien. Aplique sobre la cara y manténgalo veinte minutos. Retírelo con agua fría

PAN DURO EXFOLIANTE

Con el pan picado y rallado, mezcle 6 cucharadas con 3 de zumo de limón y un yogur. Aplíquelo antes de la ducha en el escote masajeando con movimientos circulares. Deje actuar unos minutos, retire con agua tibia y aplique a continuación unas gotas de aceite de girasol o de oliva.

<u>PAPAYA</u>
Triture la pulpa de media fruta, si es de un tamaño medio. Aplíquela sobre la cara evitando el contorno de ojos y boca. Manténgala durante 5 minutos, luego aclare con agua tibia y el tónico habitual.

<u>PARA ABLANDAR LA PIEL DE LOS CODOS</u>
Caliente aceite de oliva y colóquelo en dos fuentes pequeñas. Introduzca en ellas los codos, dejándolos unos minutos. Luego, frote con un cepillo, jabón y agua y, por último, aplique una crema nutritiva.

<u>PEPINO PARA PIELES MIXTAS</u> 

Aceite de soja	4 cucharadas
Almendras molidas	1 cucharada
Harina de avena	3 cucharadas
Jugo de pepino	2 cucharaditas

En una fuente ponga el aceite de soja y vaya añadiendo la harina de avena poco a poco, removiendo al mismo tiempo hasta obtener una papilla espesa. Añada las almendras molidas y remueva de nuevo. Envase y guárdela. Dura unos 6 meses.
Para su uso, mezcle una cucharadita del limpiador con igual cantidad del jugo de pepinos, recién preparado, y aplique a continuación. Para acentuar el efecto refrescante y depurador, añada 3 gotas de esencia de limón.

<u>SAL MARINA</u>
Cuando vaya a la playa o piscina de agua salada, no se lave en la ducha. Deje que el agua del mar se seque sobre la piel y aproveche la sal para darse fricciones circulares en aquellas zonas con necesidad de exfoliación. Si además hay algo de arena, mejor. Y si le parece muy agresiva la sal sin más, use un aceite corporal.
Luego, ya se puede duchar.

<u>YOGUR CON LIMÓN</u>
Mezcle 2 cucharadas de yogur natural con el zumo de un limón. Es un buen exfoliante.

<u>YOGUR Y PIÑA</u>
Triture dos rodajas de piña, luego añada un yogur y mezcla en un bol. Al final, agregue una cucharadita de sal marina o de azúcar previamente sumergida en zumo de limón para ablandarla. Aplique por toda la cara, salvo el contorno de los ojos, y también por el escote, mediante un masaje circular con la yema de los dedos. Deje actuar diez minutos y retire con agua tibia. Para completar el proceso, se sugiere un tónico limpiador de caléndula.

YOGUR Y TOMATE

Yogur natural   1

Tomate de ensalada   1

Pele el tomate y luego mézclelo con el yogur hasta tener una mezcla homogénea. Aplíquelo sobre la cara dando un masaje suave con los dedos. Déjelo secar unos 15 minutos, y luego elimínelo con agua. Deja el rostro suave.

YOGUR CON SAL

Exfoliante para pieles grasas. Mezcle bien y aplicar sobre la piel frotando con suaves movimientos giratorios.

ZUMO DE LIMÓN CON AZÚCAR O SAL

Mezcle ½ taza de sal o de azúcar con una cucharada de aceite de oliva y dos cucharadas de zumo de limón. Mezcle bien y envase en un tarro con tapa.
Úselo antes de la ducha o el baño, frotando suavemente la piel con la pasta durante dos o tres minutos y después enjuague y proceda a ducharse.

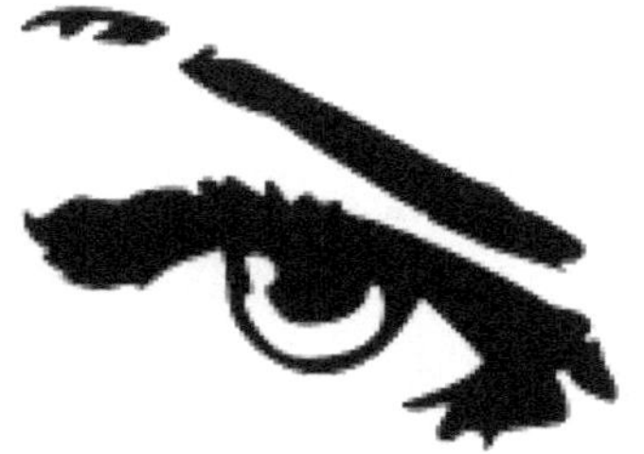
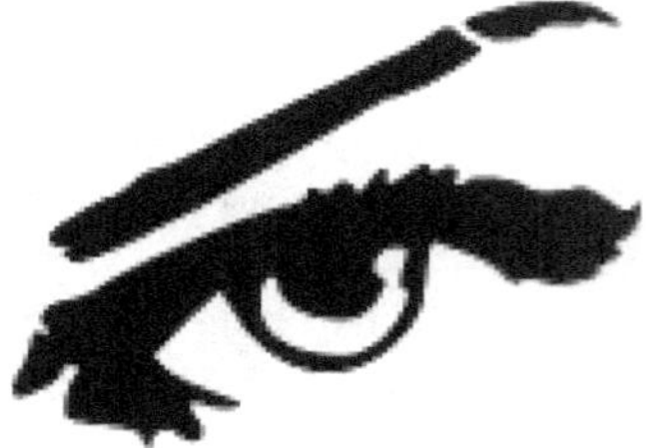

LIMPIADORES (LECHES, LOCIONES, ACEITES Y CREMAS)

LOCIONES

JUGO DE COL

Aproveche las hojas externas cuando cocine una col. Lávelas bien y aplástelas para que suelten su jugo, adecuado para eliminar espinillas o puntos negros. Aplique el zumo de col impregnando bolitas de algodón sobre la piel afectada, limpia, y déjelo secar. También puede aplicar directamente las hojas machacadas durante diez minutos.

LECITINA

Lecitina	5 gramos
Aceite de almendras dulces	1 vasito
Zumo de limón	½ cucharadita

Mezclarlo todo y envasar. Debe agitarlo antes de usar para tener un producto homogéneo.

LIMÓN PARA PIELES ACNEICAS

Jugo de limón	2 cucharadas
Agua de rosas o de azahar	2 cucharadas

Mezcle y aplique sobre la piel. Tiene efecto astringente y además previene la aparición de granos y espinos, es antiséptico y ayuda a equilibrar la acidez de la piel.

MIEL PARA PIELES ACNEICAS

Utilice unas cuatro cucharadas de miel de abejas. Caliéntela hasta que esté tibia y aplíquela con suavidad sobre la piel. Déjela actuar 20 minutos y luego retírela con agua tibia. Por último, aplique un astringente para cerrar los poros.

PARA TODA CLASE DE PIEL

Miel de abejas	1 ½ cucharadas
Almendras	30 gramos
Castañas secas	30 gramos
Agua de rosas	5 cucharadas

Triture las castañas en batidora o molinillo. Añada las almendras y cuando esté todo bien picado mezcle con los restantes ingredientes en la batidora. Enváselo. Puede usarlo para limpiar el maquillaje o como loción nutritiva.

TÓNICO DE CALÉNDULA

Prepare una infusión con unos pétalos de caléndula en una taza de agua hirviendo. Deje reposar 15 minutos. Aplique después de la exfoliación con yogur y piña para tener un cutis luminoso pero sin brillo.

VINAGRE DE ROSAS

En un litro de vinagre de sidra, macerar pétalos de rosa. Mantener el frasco a oscuras y bien cerrado durante 15 días. Luego colarlo y envasarlo. Sirve de revitalizador para la piel.

ACEITES

ACEITE ESENCIAL DE CIPRÉS

Mezcle a parte iguales aceites esenciales de ciprés, enebro, limón y jojoba. Aplique en forma de bolitas de algodón impregnado sobre el rostro para eliminar impurezas en pieles grasas o mixtas.

ACEITE DE RICINO Y ALMENDRAS

Aceite de ricino	1 cucharada
Aceite de almendras dulces	1 cucharada

Mezcle y aplique sobre el cutis con bolitas de algodón. Es ideal para desmaquillar los ojos.

ACEITE CON LIMÓN

Mezcle aceite de oliva con unas gotas de jugo de limón y aplique con una bolita de algodón.

ACEITE PURO

Aplique directamente aceite de oliva si tiene la piel grasa, o aceite de almendras dulces si su piel es alípica o deshidratada.

LECHES

<u>HIERBAS CON NATA</u>

Nata líquida	1 taza
Saúco o flores de tila	2 cucharadas

Hierva lentamente las flores en la nata durante 30 minutos y luego déjelas reposar 2 horas. Debe escurrir antes del uso.

<u>DE ALMENDRAS</u>

Cera de abejas	1 cucharada
Aceite de almendras dulces	15 cucharadas
Bórax	¼ cucharadita
Agua destilada	13 cucharadas

Ponga al baño María el aceite de almendras con la cera hasta que se derrita por completo. En otro recipiente, caliente el agua y añádale el bórax, procurando que no se formen grumos. Añada esta disolución de bórax a la mezcla de aceite y cera. Aparte del fuego y remueva hasta que esté fría la mezcla. Enváselo en un frasco con tapa.

<u>LECHE CON ACEITE</u>

Leche	2 cucharadas
Aceite virgen	Unas gotas

Use aceite virgen de oliva o de almendras dulces. Caliente la leche y añada las gotas de aceite. Agite vigorosamente hasta lograr que todo se mezcle bien y aplíquelo.

<u>AVENA PARA CARA Y MANOS</u>

Harina de avena	3 cucharadas
Leche entera	3 cucharadas

Machaque bien la avena en un mortero hasta obtener un polvo muy fino. Añádala a la leche previamente calentada y mézclelo todo hasta obtener una pasta. Aplíquelo con una brocha y luego enjuague con agua tibia. También tiene efectos exfoliantes. Para las manos, aplíquese friegas durante unos minutos y luego enjuáguese con el agua tibia.

<u>DE GOFIO</u>

Leche entera	1 cucharada
Gofio de mezcla (trigo y millo)	4 cucharaditas
Infusión de tomillo	2 cucharadas

Caliente la leche y el gofio al baño María, removiendo hasta que se espese. Añada ahora la infusión de tomillo, y siga batiendo hasta lograr una mezcla uniforme. Déjela enfriar antes de usarla. Es adecuada para la piel grasa.

CON TOMILLO

Leche	1 cucharada
Harina de trigo	2 cucharaditas
Harina de millo	2 cucharaditas
Infusión de tomillo	2 cucharadas

Caliente la leche y las dos harinas al baño María, removiendo hasta que se espese. Añada ahora la infusión de tomillo, y siga batiendo hasta lograr una mezcla uniforme. Déjela enfriar antes de usarla. Es adecuada para la piel grasa.

LECHE Y CLARA DE HUEVO

Leche	¼ taza
Bicarbonato de sodio	2 cucharadas
Clara de huevo	1
Agua	½ taza

Mezcle bien y aplique sobre el rostro, extendiéndola bien. Deje actuar cinco minutos y retire con agua muy fría.

LECHE Y MIEL

Leche	1 cucharada
Miel de abejas	1 cucharada

Mezcle bien y aplíquelo.

LECHE LIMPIADORA DE LIMÓN

Jugo de limón	1 ½ cucharada
Aceite de almendras dulces	1 ½ cucharada
Agua de rosas	1 ½ cucharada
Alcohol de 90°	1 cucharada
Agua destilada	2 cucharaditas

Bátalo todo y enváselo, procurando evitar el calor excesivo. Debe agitarlo antes de usar. Este producto es de duración bastante prolongada, y está indicado para pieles normales o grasas.

LECHE LIMPIADORA SUAVE

Leche	1 taza
Pepino (pequeño)	1

Mezcle la leche con el jugo del pepino. Aplique con bolitas de algodón, déjelo actuar unos minutos y luego limpie suavemente.

LECHE, SIN MÁS
Moje el cuello y la cara con leche tibia, repitiendo el proceso unas cuantas veces. Luego, lave con agua tibia. Suaviza la piel.

LIMPIADOR DE MELOCOTÓN

Zumo de melocotón	1 cucharada
Leche	1 cucharada
Agua de rosas	1 cucharada
Glicerina	1 cucharadita

Mezcle el zumo y la leche fresca, batiendo bien. Añada el agua de rosas y la glicerina y siga batiendo. Guarde la mezcla en un frasco, que debe permanecer en la nevera. Antes de usar esta loción, no olvide agitar el frasco. Reparta la mezcla por el cutis y aclare con agua tibia primero, luego fría. Es adecuada para pieles secas.

LIMPIADOR DE MELÓN

Jugo de melón	1 cucharada
Leche	1 cucharada
Agua destilada	1 cucharada

Mezcle el jugo, la leche fresca y el agua. Esta mezcla es ideal para pieles alípicas.

MANZANA CON LECHE

Manzana (grande)	1
Leche	1 cucharada
Harina de avena	1 cucharada

Muela la manzana hasta dejarla como jugo y mézclelo con los demás ingredientes. Aplique a la cara con bolitas de algodón. Esta fórmula sirve también como exfoliante suave.

YOGUR Y LIMÓN

Yogur natural	1 cucharada
Jugo de limón	1 cucharada

Mézclelo todo y aplíquelo sobre el cutis usando bolitas de algodón. Luego, límpielo con toallitas de papel suaves.

<u>YOGUR SOLO</u>
Utilice yogur natural tibio, aplicándolo a la cara y el cuello. A continuación, lave con agua tibia.

CREMAS

<u>AGUACATE</u>

Cera de abejas	1 cucharada
Lanolina	2 cucharadas
Aceite de aguacate	4 cucharadas
Agua destilada	4 cucharadas

Derrita la cera de abejas y la lanolina al baño María y añada el aceite. Enfríe y viértalo sobre el agua. Bata continuamente hasta que esté completamente frío y tome apariencia cremosa.
Puede sustituir el agua destilada por cualquier infusión de hierbas. También puede añadir un aceite esencial como perfume.

<u>CREMA DESMAQUILLADORA</u>

Aceite de oliva	6 cucharadas
Jabón duro rallado o en copos	1 cucharada
Glicerina	1 cucharada
Lanolina	1 cucharada
Agua de rosas	1 cucharada

Caliente la lanolina al baño María hasta que se funda. Mézclela con el aceite de oliva, batiendo bien. Añada luego el agua de rosas, la glicerina y el jabón rallado, por ese orden, batiendo continuamente hasta obtener una crema uniforme. Esta crema es adecuada para pieles secas y sensibles. Si lo prefiere, en vez de jabón duro use jabón infantil.

<u>LIMPIADOR AL HUEVO</u>
1º)

Huevo	1
Vinagre de sidra	1 cucharada
Azúcar blanca	2 cucharaditas
Aceite de oliva	1 taza

Mézclelo todo batiendo hasta que tenga aspecto cremoso, y aplíquelo sobre la piel.

2º)

Huevo	1
Aceite de oliva	1 taza
Vinagre de sidra	1 cucharada
Azúcar	1 cucharadita

Mezcle el huevo, el vinagre y el azúcar; añada el aceite batiendo sin parar hasta tener una consistencia cremosa.

MASCARILLA DESENGRASANTE
Mezcle una clara de huevo, una cucharada de leche en polvo y una cucharadita de miel. Bata todos los ingredientes hasta formar una crema. Aplíquela en la cara y en el cuello y déjela un cuarto de hora. Retírela con agua fría.

MASCARILLA PARA EL ACNÉ
Triture un cuarto kilo de fresas frescas y agregue media clara de huevo y una cucharadita de miel de abeja. Aplique esta crema en la cara y deje que actúe unos 20 minutos. Luego lave con agua fría.

MIEL Y YOGUR

Yogur natural	15 cucharadas
Flores de saúco	5 cucharadas
Miel de abejas	2 cucharadas

Mezcle el yogur y la flor de saúco y póngalos a hervir durante unos 30 minutos. Retírelos del fuego y déjelos reposar cinco horas. A continuación, vuelva a calentar un poco la mezcla, cuélela y añada la miel. Debe batir la mezcla durante unos minutos hasta obtener una crema. Envásela y guárdela en la nevera. Para usarla, aplíquela por la cara y el cuello, y luego retire el sobrante con un algodón.

MILLO

Piñas de millo (maíz)	2
Clara de huevo	1
Aceite de oliva	2 cucharaditas
Limón	1

Desprenda los granos de millo y exprima el limón. En una batidora eléctrica, bata un poco el millo, el jugo y la clara de huevo, añada el aceite y siga batiendo dos minutos más. La mezcla se hace pasar por un colador metálico, si es preciso con la ayuda de una cuchara de madera. Luego filtra bien con una gasa, hasta que no queden partículas del millo. Estruje bien la gasa al final. Envase en un tarro de cristal.

Se aplica tres veces al día para limpiar e hidratar la piel, tras enjuagar la cara con agua. Dura dos semanas a temperatura ambiente, y un mes en la nevera.

22

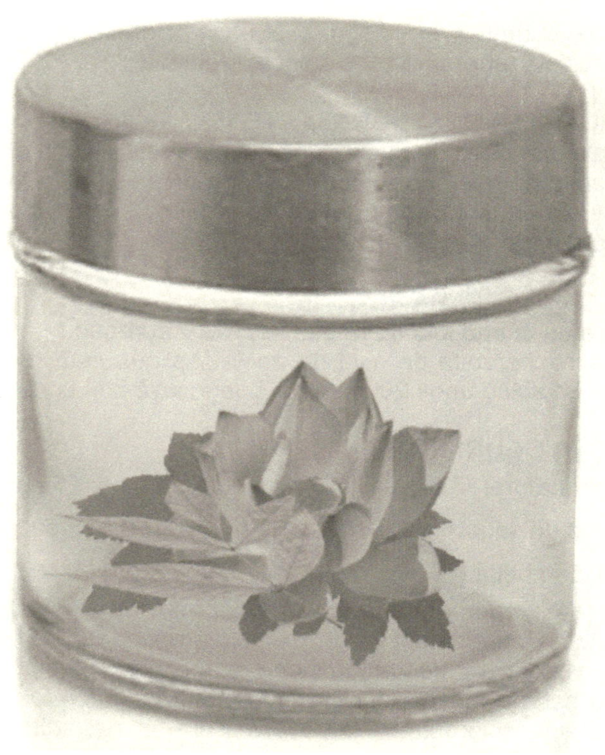

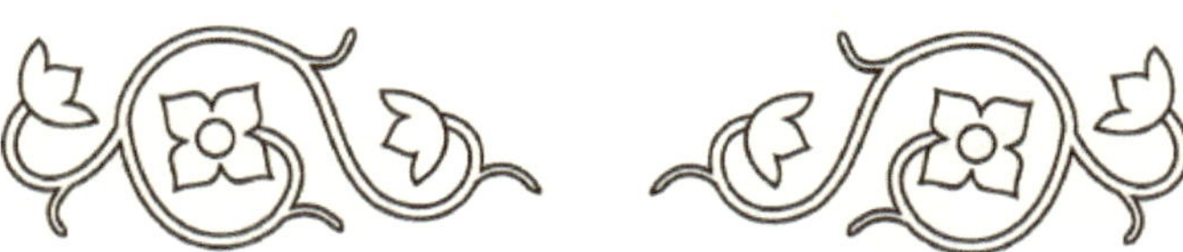

MASCARILLAS FACIALES

Las mascarillas faciales pueden elaborarse con casi cualquier hierba, fruta o verdura. Y puede usar tanto los vegetales directos como mezclados con otras sustancias para lograr un efecto más compactante, como por ejemplo nata líquida, yogur, miel, huevo, bentonita, caolín o harina de avena.

Las hierbas se suelen usar trituradas (dos puñados suelen ser suficientes) y hervidas unos 10 minutos en agua o leche, procurando que las hierbas no se quemen.

Las frutas o verduras se aplican, normalmente, en forma de pulpa cruda. La cebolla, sin embargo, debe aplicarse cocida pues cruda es muy irritante.

Si la mezcla es muy líquida, puede hacerla más espesa añadiendo alguno de los espesantes antes citados.

Si lo prefiere, en vez de los vegetales directos puede usar sus jugos recién exprimidos. En cambio, no debe usar los jugos que se venden en tiendas y supermercados, pues casi todos ellos contienen aditivos cuyo efecto en la piel podría dar lugar a resultados inesperados.

Si usa yogur o leche no olvide que deberán ser enteras, con toda su crema. La miel será de abejas y siempre sin aditivos.

Los polvos de caolín, arcilla, avena, etc. suelen ser específicos para mascarillas.

Algunos ejemplos:
Miel con yema de huevo y ½ cucharada de aceite
Salvia con leche y jugo de limón
Nata montada con miel
Tomate triturado con polvo de avena
Infusión de manzanilla con miel y polvo de avena
Zanahoria y yogur
Jugo de naranja y miel mezclado con nata líquida y polvo de avena

<u>PIEL SECA O NORMAL</u>
      Manzana
      Flor de azahar
      Sandía
      Naranja
      Aguacate
      Melocotón
      Uva
      Pera

PIEL NORMAL
        Mandarina
        Melón
        Zanahoria
        Plátano
        Bubango (Calabacín)
        Cuajada
        Caléndula
        Menta
        Melocotón
        Naranja

PIEL GRASA NORMAL
        Limón con su cáscara
        Tomate
        Fresa
        Plátano
        Aceite de aguacate
        Aceite de menta
        Harina de soja

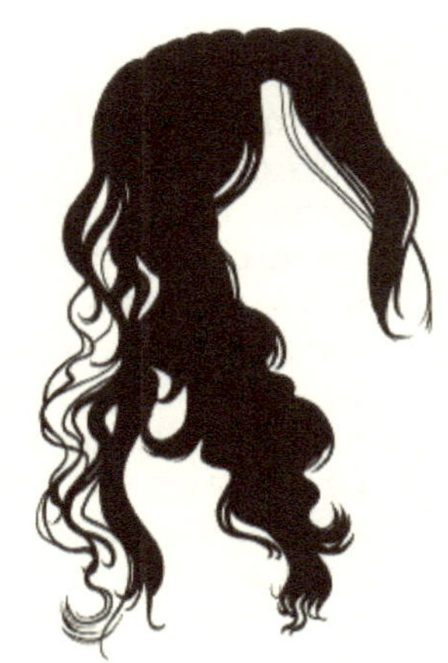

Si desea probar alguna mezcla de su invención, consulte antes con un especialista para evitar cualquier efecto indeseable.

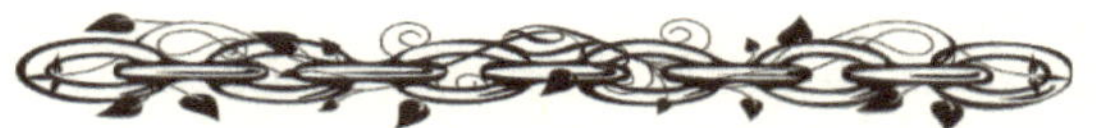

LO PRIMERO

TRATAMIENTO DE VAPOR PREVIO A LAS MASCARILLAS
Vierta agua hirviendo en una palangana pequeña y cubra la cabeza con una toalla de forma que el vapor actúe sobre la piel. Así se abren los poros y aumenta el riego sanguíneo, con lo que la piel está mejor preparada para aplicar a continuación cualquiera de las mascarillas siguientes.

FRUTAS

<u>AGUACATE</u>
1º)

Aguacate	1
Yema de huevo	1

Mezcle la pulpa del aguacate con la yema, batiendo bien hasta tener una crema homogénea. Aplíquela sobre el rostro y déjela actuar media hora. Luego, limpie con agua tibia. Es refrescante y suaviza la piel.

2º) Mezcle la pulpa con miel y zumo de limón. Adecuado para todas las pieles, sobre todo las muy arrugadas, atenúa cicatrices y es muy hidratante.

3º) Machaque la pulpa de un aguacate maduro y mezcle con dos cucharadas de zumo de limón. Debe batir bien hasta tener una mezcla homogénea. Aplíquelo sobre el rostro y manténgalo unos quince minutos. Retire con agua tibia o fría. Deja el rostro limpio de impurezas.

4º) Proceda de forma similar a la receta anterior, pero ahora con dos cucharadas de miel de abejas. Manténgala veinte minutos y retírela de la misma manera. Es hidratante y revitalizante.

5º) Mezcle la pulpa de medio aguacate con 2 cucharadas de aceite de almendras y 2 cápsulas de vitamina E. Aplique en el rostro, evitando la zona de los ojos, y mantenga media hora. Luego, retírela lavando con agua fría en abundancia. Es adecuada para pieles secas.

<u>HIDRATANTE DE AGUACATE Y MANZANILLA</u>

Aguacate	1 mediano
Vaselina	7 cucharadas
Manzanilla	11 cucharadas

Prepare una infusión con la manzanilla. Entretanto, funda la vaselina en otro recipiente y, aparte, caliente el aguacate hasta que quede como una crema. Mézclelo todo batiendo bien con una cuchara o varilla. Consérvela en nevera un par de días como máximo.

<u>AGUACATE PARA LAS BOLSAS DE LOS OJOS.</u>
Machaque bien la pulpa de un aguacate, añadiendo unas gotas de aceite de almendras.
Guárdelo en la nevera, con tapa y protegido del aire.
Aplique un poco de la mascarilla, fría, bajo los párpados para reducir las bolsas.

AGUACATE Y MIEL

1º) Loción facial: use un aguacate maduro y 1 ½ cucharada de miel. Pele y triture el aguacate, agregue la miel y aplique la mezcla en su cara. Déjelo durante 15 minutos, luego lave con agua tibia.

2º) Mascarilla: triture una cucharada de aguacate, mezcle bien con dos cucharadas de miel y una pizca de leche. Aplique en la piel y déjelo durante 15 a 20 minutos. Lave con agua fría.

AGUACATE Y PLÁTANO

Haga una pasta con aguacate y plátano y agregue una cucharada de aceite de almendras dulces y una de oliva. Aplique la mezcla en el cuello con movimientos suaves. Deje actuar 20 minutos y retírela con agua. Esta mascarilla nutritiva se puede alternar con otra más simple, y va bien para combatir las arrugas, flacidez y otras señales de envejecimiento.

DURAZNO

Mezcle la pulpa de un durazno maduro, deshuesado, con cuatro cucharadas de yogur y una cucharadita de maicena. Remueva bien hasta tener una pasta homogénea. Aplíquela en rostro y cuello, manteniéndola un cuarto de hora. Adecuada para piel normal o mixta, aporta brillo a la piel apagada.

FRESAS

1º) Machaque varias fresas muy maduras durante 10 minutos, y mézclelas con leche (pieles secas) o agua de rosas (pieles grasas). Rehidrata y refresca, da elasticidad a la piel. ***Puede producir reacción alérgica.***

2º) Machaque las fresas con una cucharada de nata y otra de miel. Indicada para pieles normales, alípicas o deshidratadas. ***Puede producir reacción alérgica.***

KIWI

Utilice un kiwi maduro y pelado. Trocéelo y póngalo en la licuadora con dos cucharadas de yogur. Cuando tenga la textura de una pasta homogénea, extiéndala sobre la piel del rostro y cuello con un suave masaje. Manténgala por un cuarto de hora, luego retírela con agua tibia. Está indicada para pieles grasas.

LIMÓN Y ALMIDÓN

Mezcle almidón de maíz o de almendras y zumo de limón, hasta obtener una pasta. Extienda por el rostro y déjela unos minutos. Para eliminarla, use agua tibia y bolitas de algodón. Normaliza las pieles grasas. También puede usar harina de avena, almendras o millo, en lugar del almidón.

LIMÓN Y CALÉNDULA

Sal marina	5 cucharadas
Aceite de caléndula	3 cucharadas
Limón	1

Triture la sal con el aceite y el zumo del limón, luego pele las capa más externa del limón y añádala a la batidora. Aplique la crema resultante con un masaje suave. Para retirarla, use agua tibia y aplique unas gotas de aceite de emú.

LIMÓN Y CLARA DE HUEVO

Clara de huevo	1
Jugo de limón	un poco

Monte la clara con el jugo y aplíquela sobre la cara. Déjela actuar solo cinco minutos como máximo y aclárela con agua tibia. Da a la piel aspecto fresco. Buen antiarrugas, pero usado en exceso deshidrata la piel. *Puede producir reacción alérgica.*

LIMÓN Y TOMATE

Triture cantidades iguales de zumo de tomate con pulpa de limón. Aplique la mezcla sobre la cara, déjela actuar unos minutos y elimínela con agua tibia. Es astringente, normaliza las pieles grasas.

LIMÓN Y YEMA DE HUEVO

Yema de huevo	1
Jugo de limón	unas gotas
Aceite de almendras	10 gotas

Mezcle y aplíquela sobre la cara, dejándola actuar durante diez minutos. Es adecuada para pieles sensibles, que recuperan así su tersura. *Puede producir reacción alérgica.*

MAHONESA

Prepare una mahonesa con jugo de limón (¡No utilice nunca mahonesa comercial!). Aplique por la noche una capa espesa y cubra con papel de aluminio. Déjela diez minutos y luego elimínela, antes de acostarse, con bolitas de algodón. No lave la cara. Es adecuada sobre todo después de tomar el sol. *Puede producir reacción alérgica.*

MANZANA

1º) Pique hasta reducir a pulpa una manzana y mezcle la pulpa y el jugo con clara de huevo (para pieles grasas) o con la yema (para pieles secas). Da firmeza a la piel y es antiarrugas.

2º)También puede mezclarse con una cucharada de miel de abejas. Aplíquela sobre la cara y el cuello y déjela actuar entre quince minutos y media hora. Limpia y disimula las arrugas.

3º) Otra posibilidad es combinar las dos fórmulas anteriores: a una manzana hecha pulpa le añade una cucharada de miel y lo mezcla bien. Luego, añada una clara de huevo batida y aplique la mascarilla. Déjela al menos quince minutos antes de limpiarla.

4º) Cuézala con leche, sin azúcar, machacar y aplicar mientras aún está tibia. Es suavizante.

5º)

Manzana	1
Leche entera	2 cucharaditas
Miel de abejas	1 cucharada

Triture hasta reducir a pulpa la manzana y añádale la leche y la miel. Está indicada para pieles secas.

6º) Aplique la pulpa directamente sobre la cara y el cuello. Manténgala durante un cuarto de hora y luego elimínela con agua tibia. Es adecuada para pieles grasas.

7º) Lave con jugo fresco de manzana para mantener la piel tensa y bella.

REJUVENECEDORA DE SALVIA Y MANZANA
Mezcle la pulpa de una manzana con un poco de miel y con salvia cortada muy fina. Extienda la masa sobre la cara, previamente lavada. Déjela quince minutos.

MANZANA Y YOGUR

Manzana	40 gramos
Yogur natural	1
Harina de trigo	cantidad suficiente

Haga pulpa la manzana. Bátala con el yogur y la harina hasta obtener una crema suave. Aplíquela sobre el rostro y déjela unos minutos. Luego, elimínela con agua tibia. Previene las arrugas.

NARANJA
1º) Mezcle un huevo batido con un poco de lanolina y unas gotas de zumo de naranja. Aplíquela sobre el rostro y déjela actuar unos diez minutos. Luego, retírela usando una infusión de manzanilla o malva. Cierra los poros abiertos y está indicada para pieles secas.

2º) Bata la clara de un huevo hasta punto de nieve y añada unas gotas de zumo de naranja. Aplíquela sobre la piel y déjela dos minutos después de secar. Cierra los poros abiertos y resulta muy adecuada para pieles grasas.

PAPAYA

1º)

Papaya	50 gramos
Yogur natural	2 cucharadas

Corte y pele un trozo de papaya fresca de unos 50 gramos y tritúrela muy fina. Añada las dos cucharadas de yogur y mezcle bien. Aplique la mezcla sobre la cara y déjela actuar unos veinte minutos. Enjuague luego con agua tibia. Resulta muy eficaz para eliminar las células muertas, por su efecto queratolítico.

2º) Mezcle media taza de papaya picada, media taza de piña picada y una cucharada de miel. Muela todos los ingredientes hasta formar un puré. Aplique en el rostro y deje actuar por 20 minutos. Retírelo enjuagando con abundante agua tibia. Es adecuada para pieles normales o mixtas y las deja tersas y brillantes.

PARA COMBATIR LAS PATAS DE GALLO

Fresas	6 medianas
Miel	1 cucharada
Agua	½ vaso

Mezcle todo en la batidora hasta obtener una papilla y aplique la mascarilla en el contorno de los ojos.

PERAS

1º) Aplique la pulpa bien machacada para combatir las arrugas.

2º) Mezcle un cuarto de pera deshuesada con un poquito de yogur y una cucharadita de maicena. Aplique en rostro y cuello y déjelo actuar 20 minutos. Luego, retírela con abundante agua fría. Es adecuada para pieles normales o mixtas.

PLÁTANOS

Mezcle la pulpa de un plátano maduro con unas gotas de aceite de germen de trigo, machacándolo bien. Sirve para nutrir la piel alípica.

<u>POMELO</u>

Zumo de pomelo	1 cucharada
Clara de huevo	1
Nata fresca	2 cucharaditas

Mezcle el zumo con la clara de huevo batida a punto de nieve y la nata. Coloque sobre gasa y aplíquela. Tonifica y refresca, es antiarrugas.

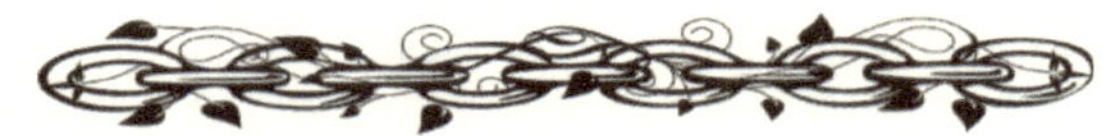

MIEL

<u>LECHE Y MIEL</u>
1º)

Bentonita	3 cucharadas
Leche fresca	3 cucharadas
Miel de abejas	1 cucharada

Mézclelo todo y aplíquelo sobre la piel durante unos diez minutos. Luego puede lavar, por ejemplo con una infusión de manzanilla. Es adecuada para todo tipo de pieles.

2º) Prepare una crema con leche, miel y salvado de trigo. Aplíquela sobre la cara durante 10 minutos. Luego, lave bien con una infusión de manzanilla. Cierra los poros abiertos por el exceso de sol.

3º) Mezcle 1 cucharada de leche, 2 cucharadas de miel y 2 cucharadas de germen de trigo. Aplique en el rostro y manténgala 15 minutos. Luego, elimínela con agua fría. Es adecuada para pieles normales o mixtas y nutre la piel.

<u>MIEL Y PLÁTANO</u>
1º)

Plátano	1
Limón	unas gotas
Miel de abejas	2 cucharaditas

Mezcle la pulpa del plátano con el limón y la miel. Aplíquela sobre la piel del rostro. Tiene efectos relajantes.

2º)

Plátano	1
Yogur	1 cucharada
Miel de abejas	1 cucharada

El plátano debe estar bien maduro. Mezcle su pulpa con el yogur y la miel y aplique la mezcla sobre la piel del rostro. Déjela actuar durante un cuarto de hora, luego aclare con agua tibia. Esta mascarilla va bien para piel seca y normal.

3º)

Plátano (de cultivo ecológico)	1
Miel de abejas	2 cucharaditas

Bata el plátano con la mitad de su cáscara y la miel hasta obtener un producto líquido. Aplíquela sobre el rostro y déjela treinta minutos. Elimínela con agua tibia. Hidrata la piel reseca por el viento y el sol. Es importante que el plátano no tenga productos químicos en su cáscara, por eso la insistencia en que sea de cultivo ecológico.

4º) Triture medio plátano en la batidora y añada 2 cucharaditas de miel y 4 cucharadas de agua de rosas. Remueva hasta tener una una masa homogénea. Agregue ahora 2 cápsulas de vitamina E y mezcle de nuevo. Aplica en la cara en forma de una capa fina y déjelo actuar cinco minutos. Enjuague con agua caliente. Es adecuada para pieles secas.

<u>MIEL PARA PIELES ACNEICAS</u>
1º)

Miel de abejas	1 cucharada
Yema de huevo	1
Jugo de limón	½

Limpiar primero la piel, luego batir la miel con la yema y el jugo de limón. Aplicar la mascarilla, dejándola actuar media hora. Retirarla y aplicar una infusión de manzanilla fría, para refrescar la piel. Es adecuada para pieles grasas, acneicas y sensibles.

2º)

Miel de abejas	½ taza
Agua oxigenada 10 Vol	2 cucharaditas
Zumo de limón	1
Harina de avena	2 cucharadas

<u>MIEL PARA PIELES ALÍPICAS O DESHIDRATADAS</u>
Mezcle algo de miel con yema de huevo y ½ cucharada de aceite de almendras dulces.

<u>MIEL PARA PIELES FATIGADAS</u>
Aplique miel líquida sobre el rostro. Si es demasiado pegajosa, puede añada unas gotas de jugo de limón. Manténgala unos veinte minutos y luego retírela con bolitas de algodón.

<u>MIEL PARA REJUVENECER</u>
Mezcle dos cucharadas de miel, otras dos de aceite de oliva y dos yemas de huevo hasta conseguir una consistencia cremosa y uniforme. Aplique en el cuello con la ayuda de un pincel o con los dedos y deje actuar un cuarto de hora. Retírela con agua tibia. Elimina las arrugas y va bien para pieles muy secas.

<u>NUTRITIVA DE MIEL</u>

Miel de abejas	½ taza
Agua oxigenada 10 Vol	2 cucharaditas
zumo de limón	1
Aceite de almendras dulces	Unas gotas

<u>YOGUR Y MIEL</u>
1º)

Yogur natural	1 cucharada
Miel de abejas	2 cucharaditas
Jugo de limón	10 gotas

Funda la miel sobre una cucharilla metálica con la ayuda de la llama de una vela (solo si no tiene fluidez adecuada). Mezcle con el yogur y el limón hasta tener una pasta homogénea. Aplique con brocha y presione con una toalla hasta que se absorba. Manténgala tres cuartos de hora y retírela con pañuelos de papel. Es adecuada para pieles normales. Limpia y da elasticidad a la piel. Conviene repetir al menos tres días seguidos.

2º) Mezclar un yogur natural con harina de germen de trigo y una cucharada de miel de abejas. Es ideal para pieles acneicas: elimina las imperfecciones y suaviza.

3º) Mezcle en un bol 3 cucharadas de yogur, una cucharadita de miel y una cucharadita de maicena. Aplique en forma de una capa fina sobre el rostro y déjelo quince minutos. A continuación, retire la mascarilla con agua fría. Es adecuada para pieles normales o mixtas, limpia impurezas superficiales y suaviza la piel.

LECHE Y PRODUCTOS LÁCTEOS

<u>LECHE Y BRANDY</u>

Leche	1 taza
Zumo de limón	½ cucharada
Brandy	1 cucharada

Mezcle todos los ingredientes y déjelos hervir a fuego lento. Cuando se haya enfriado lo suficiente, aplique la mezcla sobre el rostro y déjela secar. Manténgala un cuarto de hora y a continuación enjuague con agua tibia y luego con agua fría. Termine aplicando una loción astringente. Esta mascarilla es adecuada para pieles grasas.

<u>LECHE DESNATADA</u>

Bata una clara de huevo a punto de nieve y añádale miel de abejas y leche desnatada a partes iguales. Aplíquela en la piel del cuello y déjela secar.

<u>LEVADURA Y YOGUR</u>

Mezcle levadura de pan con un yogur natural. Adecuada para pieles grasas y delicadas.

<u>MASCARILLA HIDRATANTE</u>

Bata tres cucharadas de nata líquida hasta que se espese, añada una yema de huevo y unas gotitas de zumo de limón y siga teniendo hasta tener un producto uniforme. Aplique sobre el rostro y déjelo actuar veinte minutos. A continuación, retírela con agua fría.

<u>QUARK</u>

Quark	50 gramos
Miel de abejas	1 cucharada

Mezclarlo todo y aplicar en el rostro. Limpia y refresca la piel, y resulta muy adecuada para la piel grasa con espinillas.

<u>QUESO FRESCO</u>

Queso fresco de oveja	3 cucharadas
Miel de abejas	1 cucharada

Aplíquela sobre rostro y cuello, dejándola actuar media hora. También es muy adecuada para los párpados.

<u>SUAVIZANTE DE NATA Y MIEL</u>

Bata tres cucharadas de nata líquida hasta que se espese, agregue una cucharada de miel y mezcle bien. Aplique sobre el rostro y el cuello y mantenga veinte minutos. Luego, retire con una esponjita y agua fría.

YOGUR Y CÍTRICOS

Mezcle el zumo de un limón, el zumo de una naranja, el zumo de una zanahoria y un yogur. Remueva bien y extienda la mezla sobre rostro y cuello. Deje actuar entre diez y quince minutos, luego retírela con agua tibia. Adecuada para pieles grasas.

YOGUR CON FRESAS

(No se trata del típico yogur con fresas para comer, pues éste suele llevar compota de fresas). Mezcle un yogur natural con unas tres fresas de tamaño mediano, dejándolo todo bien picado con la batidora manual. Aplique la mascarilla en el rostro y déjela actuar durante diez minutos.
Puede completar su efecto lavando con una infusión suave, por ejemplo de manzanilla.
Es exfoliante, refrescante y nutritiva.

YOGUR CON ROSA MOSQUETA

Yogur natural	4
Aceite de girasol	½ bote (de los de yogur)
Aceite de rosa mosqueta	1 cucharada

Se mezcla el yogur con el aceite de girasol y se añade luego la rosa mosqueta. El resultado debe tener una consistencia adecuada; si resulta muy líquido se puede añadir harina de avena (una o dos cucharaditas, por ejemplo), hasta conseguir el punto deseado.
Esta mascarilla está especialmente indicada para pieles sensibles. Se puede usar como sustituto del jabón después de una exfoliación: aplicar directamente sobre la piel como un gel de baño (no forma espuma).

ZANAHORIA Y YOGUR

Zanahoria	1
Yogur	3 cucharadas

Triture bien la zanahoria y añádale el yogur, mezclándolo todo. Adecuada para pieles amarillentas, les da color más natural y vitalidad.

VERDURAS

<u>ACELGAS</u>
Utilice la parte más verde de las hojas de acelgas. Tritúrelas y añada un poco de aceite de almendras dulces. Aplique en forma de emplasto sobre la piel enrojecida o inflamada y manténgalo durante 20 minutos. También es refrescante y emoliente.

<u>ANTIACNEICA DE CEBOLLAS</u> 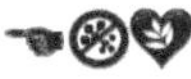

Limón	1
Arcilla	3 cucharadas
Agua destilada	10 ½ vasitos
Sal marina gruesa	2 cucharadas
Cebollas (solo sus hojas externas, secas)	5

Separe las hojas externas de las cebollas, y póngalas a hervir en el agua durante un cuarto de hora. Entretanto, humedezca la sal en un poco de agua templada, sin que llegue a disolverse; manténgala aparte. Cuando hayan hervido las hojas de cebolla, cuélela y envásela en un frasco de cristal, preferiblemente de color topacio.
Para preparar la mascarilla, mezcle la arcilla con el zumo del limón y añada el extracto de cáscara de cebolla hasta lograr una consistencia pastosa. Antes de aplicar en la cara, se lavan y frotan los granos con la sal humedecida; aplique luego la mascarilla, manteniéndola húmeda todo el rato. Se recomienda repetir dos veces por día.

<u>BATATA</u>
Primero debe cocer las batatas. Use la pulpa machacada para suavizar la piel áspera. Si lo desea, mézclela con miel, yogur, leche, etc.

<u>BERENJENAS</u>
Utilice la pulpa muy madura. Aplíquela bien aplastada para combatir enrojecimientos difusos y cuperosis.

<u>CALABAZA</u>
Haga una papilla con la pulpa, y mézclela con una cucharadita de levadura de cerveza y aceite de germen de trigo. Es adecuada para pieles grasas, pues las normaliza y cierra los poros abiertos.

<u>LECHUGA</u>
Como suavizante, o bien contra el doble mentón u obesidad. Ponga a cocer varias hojas grandes en poca agua durante poco tiempo. Machaque las hojas y añada pomelo para lograr un efecto reductor o aceite de almendras dulces para suavizar. Aplique las hojas entre dos gasas dejando actuar el mayor tiempo posible.

REFRESCANTE DE PAPAS

Hierva una papa con su cáscara (¡sin sal, no se trata de «*papas arru-gadas*»!). Sin pelarla, muélala bien, añadiendo un poco de leche y un huevo hasta tener una crema espesa. Caliéntela al baño María.

Esta crema se aplica caliente sobre la piel del rostro y del cuello, cu-briendo con una compresa o una toalla pequeña. Manténgala veinte mi-nutos, retirar y lavar con agua caliente primero, y fría después. Refres-ca y suaviza la piel cansada.

PAPAS Y MANZANILLA

Utilice papas crudas peladas. Rállelas bien y mézclelas con una infu-sión de manzanilla. Sirve para atenuar las arrugas.

VITAMÍNICA DE PAPAS

Mezcle papas crudas o hervidas con tomate picado. Añada diversas hierbas, a discreción, bien picadas y aplíquela sobre el rostro. Mantén-gala diez minutos, luego lave con agua. Regenera la piel reseca por el sol.

PEPINO PARA PIEL SECA

1°) Utilice la pulpa machacada, mezclándola con fécula de papa y miel de abejas. Adecuada para pieles secas o irritadas.

2°) Mezcle la pulpa machacada con yema de huevo, para nutrir la piel y suavizarla.

PEPINO PARA PIEL GRASA

1°) Mezcle la pulpa machacada con clara de huevo, para nutrir y suavi-zar la piel grasa.

2°) Ponga en la licuadora media manzana roja, medio pepino, una clara de huevo y un chorrito de zumo de limón. Conserve la mezcla en la ne-vera. Se ha de aplicar fría (previamente, remueva bien), sobre cara y cuello. Déjela actuar 20 minutos. Luego retírela con agua tibia. Esta mascarilla además de ser desengrasante tiene propiedades tonifican-tes.

TOMATE

1°) Haga pulpa varios tomates y mézclelos con clara de huevo. Limpia y descongestiona pieles grasas o mixtas. Para poros abiertos en piel seborreica, añada un poco de jugo de limón o pomelo.

2°) Mezcle caolín con zumo de tomate bien colado. Es reafirmante y blanquea la piel.

ZANAHORIA Y NARANJAS

Mezcle pulpa de zanahoria con jugo de naranja para obtener una mascarilla apta para todo tipo de piel.

ZANAHORIAS COCIDAS

Cueza unas cuatro zanahorias en agua, hágalas puré y aplique sobre el rostro. Es reafirmante y antiarrugas.

ZANAHORIA PARA PIEL SECA

Jugo de zanahorias	½ taza
Yema de huevo	1
Cuajada	2 cucharadas
Miel de abejas	1 cucharada
Aceite de oliva	unas gotas

Mézclelo todo y aplique por toda la piel del rostro. Manténgala veinte minutos y elimínela aclarando con agua tibia.

MASCARILLA DE ZANAHORIA PARA LAS PIERNAS

Licuar un par de zanahorias con un poco de nata líquida y una cucharada de miel. Aplicarla en las piernas, dejándola durante 20 minutos. Adecuada para piel seca.

CEREALES, LEVADURA Y FRUTOS SECOS

ALMENDRAS

Mezcle dos cucharadas de harina de almendras (almendras finamente picadas), una yema de huevo y una cucharadita de miel de abejas. Luego añada una cucharada de agua caliente y remuévalo todo hasta formar una pasta homogénea. Aplique en una capa gruesa sobre la piel de tu cara y cuello y manténgalo durante media hora. A la hora de retirarla, aplique un suave masaje con los dedos y agua tibia, para lograr un efecto exfoliante. Cuando las manos estén sucias, enjuáguelas y prosiga hasta limpiar todos los restos. Es adecuada para pieles secas.

CEBADA

1°)

Harina integral de cebada	2 cucharadas
Leche	2 ó 3 cucharadas
Miel de abejas	2 cucharadas
Menta finamente picada	1 cucharada

Usando un tenedor, mezcle la cebada con la menta y la miel. Luego añada leche suficiente para lograr una pasta cremosa uniforme, más bien espesa. Aplíquela sobre el rostro y déjela actuar treinta minutos. Elimínela entonces enjuagando con agua fría. Esta mascarilla tiene efectos vigorizantes y es apta para toda clase de piel.

2°) Mezcle 2 cucharadas de cebada cocida, 4 cucharadas de yogur y una cucharadita de maicena. Aplique en el rostro y déjela actuando media hora. Esta mascarilla es adecuada para pieles normales o mixta y aporta firmeza y suavidad al cutis.

CENTENO

1°)

Harina de centeno	1 cucharada
Miel de abejas	2 cucharaditas
Yema de huevo	1

Mezcle bien todos los ingredientes hasta obtener una pasta suave y aplíquela sobre el rostro. Déjela actuar unos veinticinco o treinta minutos y luego retírela con agua tibia. Es adecuada para piel normal y sirve para atenuar o retrasar las arrugas.

2°)

Harina de centeno	1 cucharada
Miel de abejas	2 cucharaditas
Yema de huevo	1
Aceite de oliva	2 cucharaditas

Se prepara y aplica del mismo modo que la fórmula anterior. Esta es adecuada para piel seca y permite retrasar o atenuar las arrugas.

3°)

Harina de centeno	1 cucharada
Miel de abejas	2 cucharaditas
Zumo de limón	½

Esta fórmula es similar a las anteriores y está indicada para piel grasa.

HARINA DE ALMENDRAS DULCES

Mezcle una cucharada de harina de almendras con unas gotas de limón (para piel grasa) o de leche (si la piel es seca). Otra posibilidad es mezclarla con yogur y es adecuada para cualquier tipo de piel. Su efecto es muy completo, pues limpia, suaviza la piel y la deja tersa.

HARINA DE AVENA Y NATA

Harina de avena	2 cucharadas
Nata	2 ó 3 cucharadas
Agua (o leche)	2 tazas

Cueza la harina en el agua, o si lo prefiere en leche. Cuélela y guarde el líquido. Mezcle la harina cocida y colada con la nata en cantidad suficiente para obtener una pomada consistente y sin grumos. Aplíquela suavemente, sin restregar, sobre la piel de la cara y del cuello. Déjela actuar durante 25 minutos. A continuación, aclare con el agua de cocción de la harina y luego con una mezcla de un tercio de leche y dos tercios de agua. Por último aplique un tónico y un producto hidratante. Esta mascarilla es adecuada para piel seca y para piel normal.

HARINA DE AVENA Y YEMA

Harina de avena	2 cucharadas
Yema de huevo	1

Mezcle bien la harina con la yema y aplique sobre pieles grasas. Limpia y deja la piel mate.

HARINA DE AVENA Y LEVADURA 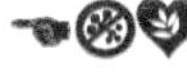

Aceite de soja	2 cucharadas
Aceite de almendras	1 cucharada
Levadura de cerveza	½ cucharadita
Harina de avena	3 cucharadas

Mezcle los aceites y añada la levadura. Remueva bien. Agregue poco a poco la harina de avena sin dejar de remover hasta conseguir una papilla uniforme y espesa. Envase y guárdela. Dura unas 12 semanas. Para su empleo, mezcle una cucharadita de crema con otra de agua caliente (o agua de rosas) y aplíquela en la cara.

HARINA DE MILLO Y CLARA DE HUEVO

Harina de millo	2 cucharadas
Clara de huevo	1

Bata la clara de huevo a punto nieve y mézclela con la harina de millo. Deje secar completamente sobre la piel. Normaliza pieles grasas.

HARINA DE TRIGO Y CERVEZA

Mezcle harina blanca de trigo con cerveza hasta obtener un producto cremoso. Aplíquelo y déjelo actuar durante media hora. Es de efecto muy tensor, atenúa las arrugas.

LEVADURA DE CERVEZA

1º)

Levadura de cerveza	2 cucharadas
Aceite de almendras dulces	10 gotas
Agua mineral	suficiente

Mezcle la levadura con el agua mineral tibia hasta tener una pasta homogénea, adecuada para extenderla por el rostro. Añada el aceite de almendras. Esta mascarilla es adecuada para pieles secas y desvitalizadas, y es conveniente aplicar previamente una crema protectora (le sugiero la de hígado de pollo).

2º) También para pieles con impurezas, mezcle la levadura con caolín y una o dos cucharadas de yogur natural.

3º)

Levadura de cerveza	2 cucharaditas
Miel de abejas	1 cucharada
Vinagre de sidra	2 cucharaditas
Yogur natural	1 cucharada
Aceite de oliva	1 cucharada

Mézclelo todo muy bien hasta tener una consistencia adecuada y aplíquelo en el rostro. Esta mascarilla es adecuada para pieles acneicas o con impurezas.

4º) Mezcle en un bol una cucharadita de levadura de cerveza, dos yemas de huevo, dos cucharaditas de miel, media cucharadita de vinagre de sidra y dos cucharaditas de nata agria. Aplique en el rostro y déjela actuar veinte minutos. Luego, enjuage con agua tibia. Nutre la piel y ayuda a eliminar la resequedad de la piel, dejándola suave.

LEVADURA Y GERMEN DE TRIGO

Huevo entero	2 cucharaditas
Levadura de cerveza	2 cucharaditas
Germen de trigo	2 cucharaditas
Aceite de germen de trigo	2 cucharaditas

Bata un huevo entero y cuando esté bien mezclado aparte dos cucharaditas, desechando el resto; mézclelas con los restantes ingredientes. Aplique la crema resultante suavemente por la piel del rostro, especialmente en las zonas afectadas por telangiectasias (son esas pequeñas venas que forman como hilillos rojizos o violáceos). Déjela secar un cuarto de hora y luego aclare con agua tibia. Aplique a continuación una ligera capa de aceite de germen de trigo. Esta mascarilla es muy nutritiva para la piel y si la aplica una vez por semana durante varios meses reducirá las venillas, sobre todo si cuida su alimentación: debe consumir vitamina C (naranjas, piña tropical, kiwi, limón, etc.) y evitar el café, tabaco y alcohol.

MANICES

Muela los manices en una picadora hasta tener un polvo fino. Utilice una cucharada de la harina de maní con una cucharada de miel y una cucharadita de aceite de oliva. Aplique en el rostro y manténgala 15 minutos. Retírela con agua tibia. Es adecuada para pieles secas.

MASCARILLA DE AVENA

Harina de avena	3 cucharadas
Zumo de limón	½
Agua caliente	un poco

Mezcle la avena con el agua caliente hasta tener una pasta. Añada a continuación el zumo poco a poco para que quede bien ligado. Aplique sobre el rostro y manténgala unos 20 minutos. Para retirarla, use agua tibia.
Aplíquela solo por la noche, pues de día el limón puede manchar la piel con la luz solar.
Adecuada para pieles mixtas. Limpia, regula el sebo, hidrata y cuida el cutis.

TAPIOCA

Mezcle con zumo de melocotón hasta tener una pasta. Es muy adecuada para combatir las arrugas.

OTROS

ACEITE ALCANFORADO Y YEMA

Aceite alcanforado al 1%	2 cucharaditas
Yema de huevo	1

Bata la yema y mézclela con el aceite. Es tensora y antiarrugas, muy adecuado para rostros fatigados (borra las arrugas que indican cansancio y *«estrés»*).

ACEITE DE GIRASOL

Tome dos pañuelos de papel y empápelos bien en aceite de girasol. Aplíquelos sobre el rostro, cubriendo con un folio de plástico. Déjela actuando un cuarto de hora. Tensa y suaviza la piel.

ACEITE DE HÍGADO DE BACALAO

Perlas de aceite de hígado de bacalao	20 perlas
Pera	1
Miel de abejas	4 cucharadas
Yogur natural	1 cucharada

La pera debe de estar muy madura. Funda las perlas de aceite de hígado con un poco de agua caliente (no las ponga directamente al fuego, para que conserve todas sus vitaminas). Mezcle la pulpa de la pera con las perlas fundidas y los restantes ingredientes; aplique la mezcla sobre el cutis. Déjela actuar el mayor tiempo posible, sobre todo si se trata de pieles ajadas o desvitalizadas. Si en lugar de perlas consigue el aceite de hígado líquido, utilice cuatro cucharadas.

ÁLOE VERA

Áloe vera	1 cucharada
Miel de abejas	2 cucharaditas
Caolín	1 cucharada

Mézclelo todo hasta obtener una consistencia adecuada (si queda demasiado líquido, puede añadir otra cucharadita de caolín); aplíquelo sobre el rostro para combatir el acné, las arrugas, manchas y estrías. También es adecuada para el cuello y las manos.

«REVOLTILLO» CON ARCILLA

Arcilla	2 cucharadas
Yogur natural	1 cucharada
Huevo	1

Miel de abejas	1 cucharada
Levadura de cerveza	2 cucharaditas
Plátano maduro	½

Primero ponga la arcilla en una taza y vaya añadiendo uno a uno los restantes ingredientes hasta tener una pasta espumosa. Aplíquela untando la piel de la cara y del cuello y déjela reposar unos veinte minutos. Conviene que se eche y permanezca relajada todo ese tiempo. Puede, incluso ponerse en los ojos unos discos de algodón empapados en manzanilla para descansar mejor (este consejo vale para la mayoría de las mascarillas). Por último, enjuáguese con agua tibia. Es adecuada solo para piel normal.

ARCILLA VERDE
1º) Aplique directamente durante diez minutos, una o dos veces por semana. Retire con agua tibia antes de que se quede completamente seca. Desinflama la piel y elimina impurezas. Adecuada para pieles grasas o mixtas.
2º) Añada también unas gotitas de de aceite de almendras o de áloe vera y aplique directamente. Deje actuar durante veinte minutos y luego enjuague con agua fría. Va muy bien para pieles grasas.

BICARBONATO DE SODIO
Mezcle bicarbonato de sodio con un poco de agua templada hasta formar una pasta. Aplíquela sobre el rostro y espere a que se seque. Luego, retírela con abundante agua fría. Es adecuada para pieles grasas.

CAFÉ Y CACAO
Utilice cacao puro en polvo. Mezcle 4 cucharaditas de cacao con igual cantidad de café molido muy fino. Añada 8 cucharadas de leche entera y remueva bien hasta que se forme una pasta homogénea. Aplique en el rostro extendiéndola con un pincel, y evitando las áreas de ojos y boca. Deje que actúe durante un cuarto de hora, luego elimínela enjuagando con agua tibia. Es adecuada para pieles secas.

CARNE
Carne roja picada	100 gramos
Aceite de almendras dulces	1 cucharada
Clara de huevo	1

La carne, por supuesto fresca (no congelada), debe estar muy finamente picada. Mézclela con el aceite de almendras y la clara batida. Aplíquela sobre la piel del rostro y déjela de 3 cuartos de hora a una hora. Tiene efectos rejuvenecedores.

CHOCOLATE

En un cazo, coloque una barra de chocolate puro, sin azúcar y derrítalo con unas cucharaditas de aceite de almendras hasta que tome una textura cremosa. Déjelo entibiar y cuando tenga una temperatura agradable, extiéndalo sobre cara y cuello con la ayuda de un pincel. Déjelo actuar 25 minutos y luego retírelo con agua fría. Adecuado para pieles secas, y deja una sensación muy agradable.

GALLETAS Y CHOCOLATE

Galletas María (o similares)	3
Chocolate en polvo instantáneo	3 cucharadas
Agua	2 cucharadas (aproximadamente)

Se muelen bien las galletas hasta reducirlas a un fino polvo; se mezclan con el chocolate en polvo y finalmente se añade el agua, que deberá ser suficiente para obtener una textura fangosa. Se aplica sobre la cara y se deja actuar unos minutos. Lavar y aplicar un tónico.
Nutre e hidrata la piel, y el aroma del chocolate produce una sensación de bienestar.

ESENCIA DE LAVANDA 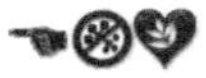

Caolín (arcilla blanca)	1 cucharada
Agua	2 cucharadas
Aceite de girasol	2 cucharaditas
Esencia de lavanda	Unas gotas

Mezclarlo todo hasta conseguir una pasta de aspecto uniforme y consistencia adecuada. La esencia se añade hasta lograr el aroma adecuado, sin exagerar.
Se aplica de la forma habitual sobre la cara y se deja actuar unos minutos hasta que se seque. Para terminar, se retira y se aplica un tónico suave.

HIERBAS AROMÁTICAS

En un bol, coloque perejil, estragón, eneldo o borraja y vierta agua hirviendo encima para humedecer bien las hierbas. Póngalas luego entre dos gasas y aplique sobre el rostro mientras están calientes. Manténgalas un cuarto de hora y luego retírelas sin lavar la cara. Puede aplicar una crema hidratante.

HIERBAS PARA CUTIS CON ACNÉ 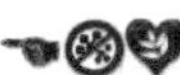

Aceite de soja	4 cucharadas
Hojas de salvia	1 cucharadita (para el macerado)
	Unas pocas (para la infusión)

Hojas de romero	1 cucharadita
Hojas de toronjil	1 cucharadita
Harina de avena	4 cucharadas
Agua destilada	3 cucharadas

Prepare un macerado con el aceite de soja y las hojas de salvia, romero y toronjil. Transcurridas las tres semanas de rigor, ponga el macerado en una fuente y añada poco a poco la harina de avena hasta conseguir una papilla homogénea y consistente. Envase y guárdelo. Dura unos 6 meses.
Para usarlo, prepare una infusión con el agua y unas hojas de salvia. Mezcle una cucharadita de mascarilla con igual cantidad de infusión, y aplique sobre el rostro.

LINAZA

Ponga media taza de agua en un cazo pequeño y llévelo al fuego hasta que hierva. Agregue entonces 2 cucharadas de semilla de linaza y déjelo cocerse a fuego lento hasta que se evapore la mitad del agua y quede una pasta viscosa. Cuando esté tibio, aplíquelo sobre rostro y cuello. Retírela después de 15 minutos con agua tibia. Esta mascarilla es adecuada para pieles normales o mixtas y aporta firmeza y elasticidad a la piel.

YEMA DE HUEVO

Usando un tenedor, bata una yema de huevo. A continuación agregue media cucharadita de aceite de almendras y una cucharadita de miel. Aplique sobre el rostro con la ayuda de un pincel y déjela actuar 25 minutos. A continuación, retírela con agua tibia. Esta mascarilla totalmente natural, además de suavizar la piel seca, tiene un efecto reafirmante sobre la piel y ayuda a combatir la aparición de arrugas.

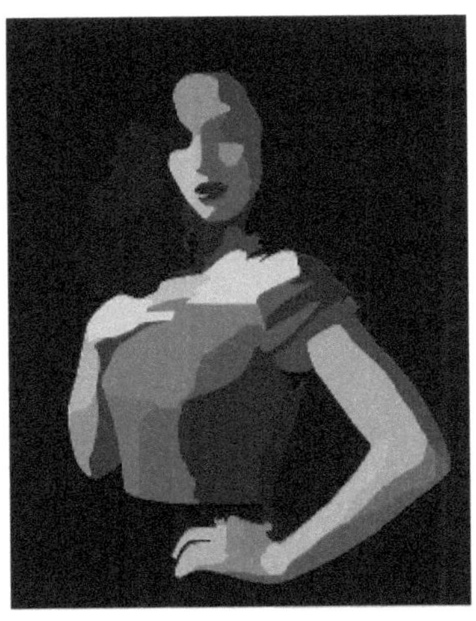

TÓNICOS Y ASTRINGENTES

ASTRINGENTE DE LIMÓN PARA PIELES GRASAS

1º)

Jugo de limón	2 cucharaditas
Agua destilada	2 cucharadas

Mézclelo todo y aplique sobre la piel limpia del rostro con un algodón y mediante toques suaves.

2º) Empape bolitas de algodón en zumo de limón y con ellas haga suaves fricciones sobre la piel del rostro. Déjelo secar. Luego puede aplicar una mascarilla para pieles grasas, por ejemplo de limón y almidón.

ASTRINGENTE DE PEPINO

Zumo de pepino	3 ¾ cucharadas
Tintura de benjuí	1 ¼ cucharadas
Agua de colonia	1 ½ cucharada
Flores de saúco	½ taza

Mezcle el zumo de pepino con la colonia y las flores de saúco. Envase en un frasco. Añada la tintura de benjuí y agite un poco toda la mezcla. Este tónico permite reducir los poros grandes, tanto en pieles grasas como secas.

ASTRINGENTE DE VINAGRE A LAS HIERBAS

Infusión de hierbas	1 cucharada
Vinagre de sidra	1 cucharada
Agua destilada	1 taza

Introdúzcalo todo en una botella con tapa y mézclelos agitando enérgicamente.

ASTRINGENTE DE VINAGRE Y MENTA

Menta picada	1 ½ cucharadas
Vinagre de sidra	1 cucharada
Agua destilada	1 taza

En un frasco con tapa, ponga la menta y añada el vinagre. Déjelo en maceración una semana, bien tapado. Luego, filtre, añada el agua y enváselo. Es adecuado para todo tipo de piel, mejora las pieles ásperas, cierra los poros y da color al cutis pálido.

<u>AGUA DE ARROZ</u>

El agua de cocción del arroz está especialmente indicada para las pieles grasas porque cierra los poros y normaliza la secreción por su efecto astringente. No la aplique en caso de irritación o sensibilidad acentuada.

<u>LAVADO CON VINAGRE</u>

Humedezca una esponja o una bolita de algodón en vinagre de frutas diluido y frote cuidadosamente por la cara, el cuello e incluso el cuero cabelludo. Puede usar vinagre sin diluir. Si se diluye, hágalo mezclando una cucharada de vinagre con dos de agua tibia. Para piel seca, use el tónico de vinagre (vélalo más adelante).

<u>LOCIÓN ANTIACNEICA DE HIERBAS</u> 

Agua destilada	½ taza
Hojas de salvia	2 cucharaditas
Hojas de romero	2 cucharaditas
Hojas de toronjil	2 cucharaditas
Alcohol de 90°	1½ cucharadas

Prepare una infusión con el agua, y las hojas de salvia, romero y toronjil. Déjela enfriar en una fuente, y añada luego el alcohol. Remueva bien y envásela. Dura unos 6 meses.

<u>LOCIÓN ASTRINGENTE DE ALCANFOR</u>

Alcohol alcanforado	1 cucharadita
Extracto de avellano	6 cucharadas
Agua de azahar	6 cucharadas
Agua destilada	6 cucharadas

Introdúzcalo todo en una botella, tápela y mezcle agitando bien.

<u>LOCIÓN ASTRINGENTE DE ROSAS Y AVELLANO</u>

Ácido bórico	1 cucharada
Infusión de hierbas variadas (a su gusto)	3 cucharadas
Extracto de avellano	2 cucharadas
Agua de rosas	3 cucharadas

Disuelva el ácido bórico en la infusión caliente. Déjelo enfriar y mézclelo con los restantes ingredientes.

LOCIÓN DE AVELLANO

Extracto de avellano	1 cucharada
Agua de rosas	3 cucharadas

Introdúzcalo todo en una botella y mezcle agitando bien.

LOCIÓN DE CONSUELDA MAYOR

Extracto de avellano	1 cucharada
Infusión de consuelda	6 cucharadas
Ácido bórico	una pizca

Dentro de un frasco con tapa, disuelva el ácido bórico en el extracto de avellano. Añada luego la infusión y guarde el frasco en reposo durante siete días, como mínimo.

LOCIÓN DE MILENRAMA

Aplique en infusión directamente al cutis, o también en forma de vapores para limpiar más fondo.

PARA COMBATIR EL BRILLO DE LA NARIZ

Primero, lave la cara con agua caliente y luego con agua fría. Después aplique sobre la nariz una mezcla de dos tercios de agua de rosas con un tercio de agua de colonia y déjela secar.

PARA REDUCIR EL BRILLO DE LA CARA

Glicerina	2 cucharadas
Jugo de limón	2 cucharadas

Mézclelo bien. Antes de aplicarlo debe agitarse. Aparte de quitar el brillo excesivo, también da flexibilidad a la piel.

TÉ

Té negro	9 cucharadas
Agua destilada	2 tazas

Prepare una infusión. Adecuada para todo tipo de piel, sobre todo con poros abiertos: es astringente e hidratante. Las hojas de la infusión se pueden aplicar, ligeramente escurridas, como mascarilla y tras 15 minutos se retiran del rostro y se limpia la piel con el agua de la infusión.

TÓNICO AROMÁTICO

Romero	1 cucharada
Menta	1 cucharada
Agua destilada	4 vasitos
Brandy	1 vasito

Ponga el romero y la menta con el agua y déjelos hervir un par de minutos. Ponga a reposar la infusión durante una hora. A continuación, cuélela y añada el brandy. Este tónico es adecuado para cualquier tipo de piel.

TÓNICO ASTRINGENTE DE NARANJA

Jugo de naranja	6 cucharadas
Agua de rosas o hamamelis	2 cucharadas

Mezcle el jugo con el agua de rosas o hamamelis. Es adecuada para pieles grasas.

TÓNICO ASTRINGENTE PARA PIEL SECA 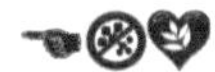

Agua de rosas	½ taza
Agua de azahar	2 cucharadas
Extracto de avellano	2 cucharadas
Esencia de limón	10 gotas

Mézclelo todo, agite bien y enváselo. Tendrá un tónico refrescante y con muy buen olor.

TÓNICO DE CALÉNDULA

1º)

Pétalos de caléndula	8 cucharadas
Agua destilada	2 tazas

Hierva el agua y viértala sobre un cazo donde previamente habrá dejado los pétalos. Tape y déjelo reposar durante cuatro horas como mínimo. Luego, cuele y envase. Aplique este tónico sobre el rostro bien limpio, por la mañana y por la noche. A continuación puede aplicar la crema hidratante habitual. Es adecuado para pieles grasas.

2º)

Raíz de geranio	una pizca
Extracto de avellano	1 cucharada
Infusión de caléndula	6 cucharadas

Disuelva la raíz de geranio en el extracto de avellano y mézclela con la infusión de caléndula.

TÓNICO DE MARGARITA

Flores de margarita	2 cucharadas
Agua destilada	1 vasito
Alcohol de 90º	2 cucharadas

Prepare una infusión con el agua y las flores de margarita. Déjelo enfriar y mezcle 8 cucharadas de la misma con el alcohol. Remuévala bien durante unos 2 minutos y envásela. Dura unos 6 meses. Para pieles grasas.

TÓNICO DE SALVIA 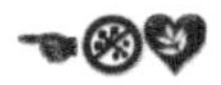

Hojas de salvia	1 ½ cucharadas
Agua destilada	1 vasito
Alcohol de 90°	2 cucharadas
Agua de hamamelis	2 cucharadas

Prepare una infusión con el agua y las hojas de salvia. Déjelo enfriar y mezcle 6 cucharadas de la misma con el alcohol y el agua de hamamelis. Remueva bien y envásela. Dura unos 6 meses. Es adecuada para pieles con impurezas.

TÓNICO DE VINAGRE

Vinagre de sidra	1 cucharadita
Agua destilada	2 cucharadas

Mezcle bien y aplíquelo extendiendo por el cutis. Aclare con agua fría. Es refrescante para las pieles secas, y ayuda a eliminar los granos e impurezas. También sirve para restaurar la acidez de la piel.

VINAGRE DE ROSAS

Pétalos de rosa	60 gramos
Vinagre de vino o de sidra	1 litro

Ponga a macerar los pétalos de rosa en el vinagre dentro de un recipiente cerrado durante 2 semanas. Luego colarlo y envasarlo. Sirve de revitalizador para la piel. Puede usarla directamente para los lavados con vinagre descritos más arriba. Si lo prefiere, puede usar otras plantas en vez de rosas, como por ejemplo clavel, lavanda, tomillo o menta.

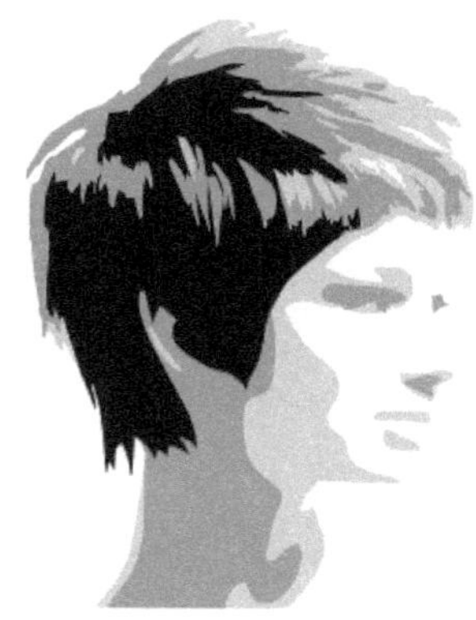

HIDRATANTES Y NUTRITIVOS

LOCIONES HIDRATANTES

DE LECHUGA

Lechuga	1
Agua destilada	2 tazas

Hierva las hojas de lechuga durante 10 minutos, deje enfriar, escurra y envase la mezcla. Dura 8 días.

DE PEREJIL

Perejil	1 manojo
Agua destilada	2 tazas

Prepare una infusión con el perejil y el agua, y deje enfriar hasta que esté tibia. Enjuague la cara con ella.

EXTRACTO DE ROSAS

1º) Coja rosas recién florecidas de la variedad más aromática disponible, y déjelas secar ligeramente. Sobre un recipiente ancho abierto, coloque una tela fina y sobre ella las flores. Por encima de las flores, ponga varias hojas de papel grueso y, sobre el papel, un recipiente de barro cocido con brasas de carbón. Con el calor, van cayendo las gotas de agua de rosas en el recipiente inferior. Esta receta tradicional permite obtener un producto muy valioso y de excelente calidad, pero requiere mucho tiempo.

2º) Para esta fórmula necesitará algunos materiales de laboratorio. Triture los pétalos de rosas frescos, colóquelos en un matraz de destilación con agua hasta una tercera parte. Monte un condensador y caliente el matraz con un mechero hasta que hierva el agua, procurando que no lo haga vivamente. Los vapores deberán pasar al condensador y se licuarán, siendo recogidos en otro recipiente, como un vaso u otro matraz. Después de destilar durante un tiempo prudencial (cuanto menos apure el agua hirviendo, mejor calidad tendrá el extracto), tendrá una cierta cantidad de agua con aceite flotando. Para separarlos, pase el destilado a un embudo de decantación (dotado de un pequeño grifo) y abra el grifo hasta que haya pasado toda el agua. Guarde el aceite, que es un verdadero extracto de rosas.

AGUA DE ROSAS

1º)

Esencia de rosas	20 gotas
Carbonato de calcio	2,5 gramos
Carbonato de magnesio	5 gramos
Agua destilada	1 litro

Si es necesario, use un mortero para reducir a polvo los carbonatos de calcio y de magnesio. Mezcle bien la esencia de rosas con ellos y a continuación dilúyalo todo en un poco de agua. Vierta la mezcla en una botella de vidrio de un litro, procurando echar todo el residuo. Lave bien el recipiente de la mezcla con otro poco de agua destilada, y viértala en la botella. Por último, llene por completo la botella añadiendo el agua necesaria. A continuación tápela bien y agítela con fuerza. Déjela en reposo unos días. Transcurrido este tiempo, fíltrela y envásela en otra botella limpia. Esta fórmula es muy económica porque no necesita destilar los pétalos de rosa.

2º)

Pétalos de rosas	50 gramos
Agua destilada	1 litro

Caliente el agua y cuando comience a hervir retírela y eche dentro los pétalos, déjela reposar 2 a 3 horas. Filtre y envásela. Si lo prefiere, añada una gota de benjuí para mayor duración. El «agua de rosas» que se usa habitualmente se prepara de esta manera.

LOCIÓN AL AGUA DE ROSAS

Glicerina	3 cucharadas
Agua de rosas	7 cucharadas

Mézclelo todo y enváselo en una botella pequeña. Debe agitar enérgicamente antes de usar esta loción.

LOCIÓN FACIAL AROMÁTICA

Flores de lavanda	1 cucharadita
Pétalos de rosa	1 cucharadita
Hojas de salvia	1 cucharadita
Agua destilada	1 vasito
Alcohol de 90º	2 cucharadas
Esencia de limón o de lavanda (al gusto)	2 gotas

Prepare un extracto de flores, pétalos y hojas con el agua. Separe 8 cucharadas y déjelo enfriar. Vierta el alcohol en una fuente y añada la esencia removiendo con una cuchara. Agregue el extracto ya frío y remueva con cuidado durante unos 2 minutos. Envásela, déjela reposar dos días, y luego pásela a otra botella dejando el sedimento en el fondo. Dura unos 6 meses. Es adecuada para pieles jóvenes.

LOCIÓN DE MANZANILLA 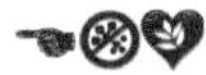

Flores de manzanilla	5 cucharadas
Flores de lavanda	5 cucharadas
Pétalos de rosa	7 cucharadas
Raíz de malvavisco	5 cucharadas
Agua destilada	1 taza

Caliente el agua y cuando comience a hervir echar las plantas y deje reposar 3 horas. Fíltrela y envásela. Para pieles alípicas y deshidratadas.

LOCIÓN FACIAL DE TORONJIL

Hojas de toronjil	1 cucharada
Agua destilada	1 vasito
Alcohol de 90°	2 cucharadas
Esencia de toronjil	5 gotas

Prepare un extracto con las hojas de toronjil y el agua. Separe 8 cucharadas y déjelo enfriar. Añada el alcohol y remueva. Agregue las gotas de esencia (si desea intensificar el aroma, pues éste es un componente opcional). Envásela. Dura unos 6 meses. Es adecuada para pieles alípicas.

VINAGRE DE LAVANDA

Lavanda (planta entera)	2 manojos
Vino blanco	1 litro

En una botella de boca ancha, sin tapa, coloque la lavanda y el vino. Déjela expuesto al aire, para que se forme vinagre, quince días como mínimo. Fíltrela y envásela.

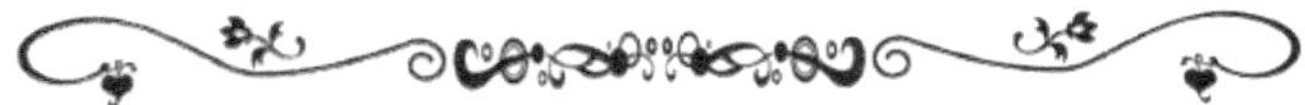

ACEITES

<u>ACEITE DE COCO</u>
Aplicado directamente hidrata y suaviza la piel.

<u>ACEITE DE COCO Y RICINO</u>

Aceite de coco	4 cucharadas
Aceite de ricino	2 cucharadas
Aceite de almendras	1 cucharada

Caliente el aceite de coco al baño María hasta que esté licuado. Retírelo del fuego y añada los otros aceites, removiendo bien hasta tener una mezcla uniforme.

<u>ACEITE NUTRITIVO</u>

Aceite de soja	5 cucharadas
Aceite de almendras	3 cucharadas
Aceite de aguacate	1 cucharada
Citrina	5 gotas

Mezcle bien los ingredientes y envase.

LOCIONES NUTRITIVAS

<u>TÓNICO ANTIENVEJECIMIENTO</u>

Perejil fresco	50 gramos
Romero fresco	50 gramos
Leche entera	2 tazas

Pique muy fino el perejil y el romero, hierva la leche y añádala sobre las hierbas picadas. Deje reposar y filtre. Aplique este tónico sobre la piel del cuello, por medio de bolitas de algodón y dando unos toques suaves. Previene el envejecimiento, las arrugas y la flacidez.

<u>LOCIÓN DE LIMÓN Y CERVEZA</u>
Mezcle el zumo de limón con cerveza de cualquier marca y agua de rosas. Produce un efecto antiarrugas instantáneo pero efímero. Aplique con algodón mojado en el producto y déjela secar sobre la piel del rostro.

LOCIÓN DE LIMÓN Y AMAPOLA

Pétalos de amapola	15
Zumo de limón	½
Agua destilada	1 taza

Hierva los pétalos de amapola en el agua un minuto. Deje reposar cinco minutos y cuélela. Agregue el zumo de limón recién exprimido. Empape una gasa en el líquido y aplíquela como una compresa sobre las arrugas durante 10 minutos, por la mañana y antes de acostarse.

LOCIÓN DE MELÓN O SANDÍA

Mezcle a partes iguales el jugo de cualquiera de estas frutas con leche desnatada, más 1 ó 2 gotas de alcohol alcanforado. Suavizante para pieles secas.

LOCIÓN DE MIEL Y AGUA DE ROSAS

Agua de rosas	1 vasito
Miel de abejas	1 ½ cucharadas
Alcohol de 90°	3 cucharadas
Agua destilada	2 ½ cucharadas
Jugo de limón	1 cucharada

Mézclelo todo en una botella con tapa y agítelo bien. Debe conservarse siempre tapado, para evitar que puedan evaporarse las esencias o el alcohol. Esta loción es adecuada para la piel cansada y envejecida, pues estimula la circulación y la deja tersa y suave.

LOCIÓN REVITALIZADORA

Alcohol de 96°	1 litro
Limón	1
Zanahoria	1
Tomillo	2 cucharaditas
Lavanda	2 cucharaditas
Árnica	2 cucharaditas
Romero	2 cucharaditas

En un tarro grande de cristal con tapa, ponga el alcohol, añada la zanahoria cortada en rodajas (o, mejor rallada) y el limón cortado en pequeños trozos (pulpa y corteza juntas). Luego añada las restantes plantas y remuévalo todo muy bien con una cuchara de madera. Déjelo en maceración, tapado herméticamente, en el exterior durante nueve días. Ha de agitarse dos o tres veces al día como mínimo. Por último, fíltrelo usando un filtro de papel o gasa y envasar.

LOCIÓN TÓNICA FACIAL

Romero	100 gramos
Pétalos de rosa	50 gramos
Jugo de limón	½
Jugo de pepino	5 cucharadas
Agua destilada	2 tazas

Prepare una infusión con el romero, la rosa y el agua hirviendo. Deje enfriar, cuélela y añada los dos jugos. Guárdela en nevera.

LOCIÓN DE ZANAHORIA

1°)

Jugo de limón	8 cucharadas
Jugo de zanahoria	3 cucharadas
Jugo de pepino	3 cucharadas

Mézclelo todo. Esta loción tonificante es muy adecuada para aplicar después de una sauna o un baño de vapor, o bien tras una mascarilla. También puede usarse como loción limpiadora.

2°) Mezcle a partes iguales el zumo con zumo de tomate. Indicado para pieles grasas, normaliza e hidrata.

3°) Mezcle a partes iguales el zumo con zumo de lechuga o pepino. Para pieles sensibles o deshidratadas.

LECHES Y CREMAS

CREMA DE ACEITE DE OLIVA

Limón pequeño	1
Aceite de oliva	2 cucharadas
Agua de rosas	2 cucharadas

Exprima el limón hasta obtener unas dos cucharadas. Mézclelo con el aceite y el agua de rosas. Agite bien antes de usar. Suaviza pieles mixtas.

CREMA SIMPLE DE AGUACATE

Aplaste bien la pulpa de un aguacate y aplíquelo como crema facial. Resulta adecuado para casi todo tipo de piel, con la única excepción de las pieles grasas.

CREMA NUTRITIVA AL AGUACATE

Aceite de aguacate	3 cucharadas
Aceite de almendras	1 cucharada
Agua de rosas	1 cucharada
Cera de abejas	1 cucharadita
Ácido bórico	una pizca

Derrita la cera con los aceites al baño María. Disuelva el ácido bórico en el agua de rosas y añádalo a la mezcla anterior hasta formar una crema, siempre sin dejar de batir.

CREMA DE ALBARICOQUE Y ALMENDRA

Aceite de almendras dulces	1 cucharada
Lanolina	1 cucharada
Aceite de albaricoque	3 cucharaditas
Vinagre de sidra	2 cucharaditas

Caliente al baño María la lanolina para que se funda y añada entonces los aceites. Mezcle bien y cuando tenga aspecto uniforme añada el vinagre. Retire del fuego pero sin dejar de remover hasta que se haya enfriado. Esta crema es muy adecuada para la piel del cuello. Previene el envejecimiento, las arrugas y la flacidez. Cuando la aplique recuerde que debe evitar los pellizcos o los estiramientos de la piel. Haga un masaje suave, empezando desde la base del cuello y terminando en la barbilla para completar el efecto de esta crema.

CREMA CASERA PARA EL ECCEMA

Manteca de karité	100 gramos
Manteca de coco	100 gramos
Esencia en aceite de lavanda	10 gotas
Esencia en aceite de cedro	7 gotas

Ponga al baño María la manteca de karité y la de coco, a fuego bajo. Tan pronto como se derritan, apártelas del fuego y añada los aceites esenciales. Mezcle bien y envase en frasco de cristal topacio (oscuro) para que se conserve mejor.
Aplique sobre la piel tantas veces como sea necesario.
El eccema es una afección cutánea que hace que la piel se descame y se sienta picazón. A veces se inflama, la piel se queda seca e irritada y

presenta un color rosado. Las causas son muy variables, como alergias o reacciones de la propia piel.

Este tratamiento no pretende sustituir a medicamento alguno, su función en meramente paliativa. El karité mantiene la piel nutrida e hidratada, el coco es antiséptico, con lo que evita infecciones, el aceite de lavanda calma los picores y la inflamación y el aceite de cedro protege la piel de la sequedad, a la par de su efecto calmante.

CREMA DE CEBOLLA

Cebolla	1
Manteca de cerdo	suficiente
Miel de abejas	1 cucharada
Agua de rosas	1 vasito
Leche	1 taza

Ponga a cocer las cebollas machacadas en un poco de manteca de cerdo, a fuego lento. Agregue el agua de rosas, la miel y la leche. Mézclelo todo y aplíquelo sobre manchas de la piel, zonas acneicas, de rosácea y arrugas. Déjelo actuar durante 15 minutos y retírelo con una loción adecuada al tipo de piel.

CREMA CORPORAL

Cera de abejas	2 cucharaditas
Lanolina	1 cucharadita
Aceite de almendras	½ cucharadita
Aceite de germen de trigo	unas gotas
Ácido bórico	una pizca
Agua destilada	2 cucharadas

Caliente al baño María la cera, el aceite de almendras y la lanolina. Disuelva el ácido bórico en el agua tibia y añádalo a la mezcla anterior. Bata la mezcla, añadiendo al mismo tiempo el aceite de germen de trigo

Puede hacer más efectiva la crema añadiendo algunas hierbas trituradas, o sustituyendo el agua destilada por infusiones de consuelda, caléndula o siempreviva.

CREMA DE ESENCIA DE LIMÓN O LAVANDA

Cera virgen de abejas	6 gramos
Manteca de cacao	5 gramos
Ácido esteárico	5 gramos
Aceite de soja	3 cucharadas

Agua destilada	3 cucharadas
Bórax	una pizca
Esencia de limón o lavanda (Según el aroma que se prefiera)	4 gotas

Ponga al baño María los ingredientes grasos, calentando hasta que licue la mezcla y adquiera una tonalidad clara. Entretanto, hierva el agua y disuelva en ella el bórax. Vierta en la disolución caliente de bórax la mezcla fundida al baño María, y bátalo con el brazo eléctrico, hasta obtener un líquido lechoso. Añada la esencia y siga batiendo hasta que la mezcla espese. Entonces reduzca la velocidad de la batidora, pero siga batiendo hasta que enfríe. Envásela y guárdela en la nevera. Dura doce semanas, y está indicada para pieles normales. Si resulta algo seca para la piel, use la siguiente crema.

CREMA DE ESENCIA DE NARANJA

Cera virgen de abejas	5 gramos
Manteca de cacao	6 gramos
Ácido esteárico	5 gramos
Aceite de soja	2 cucharadas
Aceite de almendras	1 cucharada
Agua destilada	3 cucharadas
Bórax	una pizca
Esencia de naranja	2 cucharaditas

Prepárela de forma similar a la anterior. Envásela y guárdela en la nevera. Dura 12 semanas. Está indicada para pieles normales.

CREMA DE ESENCIA DE ROSAS

Cera virgen de abejas	5 gramos
Manteca de cacao	6 gramos
Ácido esteárico	5 gramos
Aceite de soja	2 cucharadas
Aceite de almendras	1 cucharada
Agua destilada	3 cucharadas
Bórax	una pizca
Esencia de rosas	10 gotas

Esta crema es muy similar a la anterior, y solo se diferencia en el perfume. También está indicada para pieles normales.

<u>CREMA PERFUMADA</u>

Cera virgen de abejas	4 gramos
Manteca de cacao	7 gramos
Ácido esteárico	5 gramos
Aceite de soja	1½ cucharadas
Aceite de almendras	1 cucharada
Agua destilada	2½ cucharadas
Bórax	una pizca

Esencia de jazmín o geranio (Use una esencia u otra 5 gotas según el aroma que prefiera)

Prepárela de forma similar a las anteriores de esencias. Envásela y guárdela en la nevera. Dura doce semanas, y está indicada para pieles jóvenes.

<u>CREMA DE HARINA DE TRIGO</u>

Mezcle a partes iguales la harina con miel y agua de rosas o infusión de manzanilla y añada un poco de zumo de frutas, según el tipo de piel.

<u>CREMA HIDRATANTE</u>
1º)

Cera de abejas	2 cucharaditas
Manteca de cacao	2 cucharaditas
Aceite de coco	1 cucharadita
Lanolina	1 cucharadita
Agua destilada	4 cucharadas
Ácido bórico	una pizca

Derrita al baño María, la cera con el aceite y la manteca de cacao. Disuelva el ácido bórico en el agua caliente y añádalo a la mezcla anterior hasta formar una crema, siempre sin dejar de batir.

2º)

Cera virgen	3 cucharadas (colmadas)
Manteca de cacao	1 cucharada (colmada)
Aceite de oliva	1 taza
Aceite de almendras dulces	1 ½ vasito
Agua de rosas	½ taza
Esencia de rosas	10 gotas

Mezcle el aceite de oliva con el de almendras y caliente al baño maría. Cuando esté caliente la mezcla añada la cera y la manteca hasta que se fundan y disuelvan bien. Luego añada el agua y la esencia agitando bien. Deje enfriar mientras se sigue agitando hasta que esté completamente frío. La crema así formada debe ser estable y homogénea. Envase en un tarro.

CREMA HIDRATANTE AL PEPINO

Zumo de pepino	2 cucharadas
Lanolina	1 cucharadita
Manteca de cacao	½ cucharadita
Cera de abejas	1 cucharadita
Aceite de coco	2 ½ cucharadita
Ácido bórico	una pizca

Caliente al baño María la cera, el aceite y la manteca. Disuelva el ácido bórico en el zumo caliente y añádalo a los otros ingredientes batiendo hasta que enfríe.

CREMA HIDRATANTE DE CONSUELDA

Infusión concentrada de consuelda	1 cucharada
Lanolina	2 cucharadas
Aceite de almendras dulces	3 cucharadas
Cera de abejas	3 cucharadas
Agua destilada	1 cucharada
Ácido bórico	una pizca

Derrita al baño María, la cera con el aceite y la lanolina. Disuelva el ácido bórico en el agua caliente y añádalo a la mezcla anterior. Mientras bate la mezcla añada la infusión de consuelda.

CREMA DE HIERBAS DIVERSAS

Manteca de cacao	1 cucharadita
Lanolina	1 cucharadita
Aceite de almendras	1 cucharada
Infusión de hierbas	1 cucharada
Aceite de germen de trigo	unas gotas

Derrita juntos todos los ingredientes grasos (es decir, todos menos la infusión) al baño María. Añada la infusión mientras se enfría y bata la mezcla hasta obtener una consistencia cremosa.

CREMA DE HÍGADO DE POLLO

Ponga en la batidora hígado de pollo fresco y tritúrelo por completo, hasta obtener una pasta fina. Añada un poco de aceite de almendras dulces, mézclelo bien y aplíquelo sobre el rostro. Es adecuado para pieles desvitalizadas. Use glicerina en lugar del aceite de almendras si su piel tiene arrugas, y para combatir el envejecimiento prematuro.

En cualquier caso, puede conservar el producto que sobre en la nevera durante unos tres días.

Sobre esta crema debe aplicar alguna mascarilla adecuada, preferiblemente de levadura de cerveza. En caso contrario, aplique la crema durante diez minutos y luego retírela con una infusión tibia.

CREMA DE LECHE Y MIEL

Leche entera	2 tazas
Miel de abejas	2 tazas
Clara de huevo	1
Esencia de menta	6 gotas

Bata la clara de huevo y vaya añadiendo poco a poco, sin dejar de batir, la miel, la leche y la esencia, por ese orden. Esta crema es muy adecuada para la piel del cuello. Previene el envejecimiento, las arrugas y la flacidez.

CREMA DE MIEL

Miel de abejas	2 cucharadas
Aceite de almendras dulces	Unas gotas
Clara de huevo	1

Bata la clara a punto de nieve, y mézclela con la miel y el aceite. Obtiene así una crema nutritiva adecuada para pieles desvitalizadas o alípicas.

CREMA DE NATA CON HIERBAS

Nata montada	2 cucharadas
Infusión de hierbas (al gusto)	1 cucharada

Bata la nata con la infusión hasta obtener una consistencia cremosa.

CREMA NUTRITIVA AL ÁLOE VERA 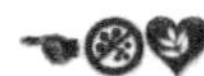

Aceite de almendras dulces	1 vasito
Manteca de cacao	3 cucharadas
Pulpa de aloe vera	3 cucharadas
Aceite esencial de árnica, lavanda, romero, caléndula, consuelda, etc. según los efectos deseados	Cantidad suficiente

En un bote de cristal de cierre hermético coloque la pulpa del áloe vera bien triturada y la manteca de cacao rallada. Añada el aceite de almendras dulces. Cierre bien y ponga el bote al baño maría hasta que se disuelva bien. Si es preciso puede recoger el bote con un paño para no quemarse y agitarlo varias veces para que se mezclen bien los componentes. Saque el bote del baño María, abra la tapa con cuidado de no quemarse y añada tres gotas del aceite esencial elegido. Todavía en caliente vierta el contenido en los moldes. Remueva con un palito hasta que enfríe bien, de lo contrario la pulpa de áloe vera quedará flotando y no saldrá una crema homogénea. Deje enfriar antes de cerrar. Ponga una etiqueta incluyendo la fecha y conserve en lugar fresco y protegido de la luz

Puede usar esta crema tanto para las manos como para la cara. Tenga en cuenta que no se usa tanta cantidad como con las cremas comerciales. Lo mejor es que pruebe con una cantidad reducida y vaya adaptando la dosis a sus necesidades.

Los aceites esenciales volátiles se deterioran con el tiempo, y los aceites de base se enrancian. Por eso, no elabore demasiadas cremas y las que no vaya a usar pronto debe guardarlas en la nevera.

CREMA DE SAÚCO

Flores de saúco secas	2 cucharadas rasas
Aceite de almendras	½ taza
Lanolina	2 cucharadas
Miel de abejas	2 cucharaditas

Caliente al baño María el aceite y la lanolina. Ponga las flores en el líquido y manténgalo hirviendo durante media hora a fuego lento. Fíltrelo y añada la miel. Enfríe y envásela. Esta crema suaviza la piel y es muy agradable al tacto.

CREMA SENCILLA Y BARATA

Miel de abejas	1 cucharada
Clara de huevo	1
Aceite de almendras dulces	Unas gotas

Bata la clara de huevo a punto de nieve, añada la miel a continuación y siga batiendo. Luego complete con el aceite de almendras y continúe batiendo hasta tener una consistencia uniforme.

CREMA DE ZANAHORIA

Mezcle zumo de zanahoria con aceite de almendras dulces y cera virgen. Bata la mezcla y aplique en el rostro y cuello. Para pieles alípicas y deshidratadas.

<u>**LECHE HIDRATANTE**</u>

Manteca de cacao	1 cucharadita
Lanolina	1 cucharadita
Aceite de almendras dulces	1 cucharada
Infusión de hierbas (al gusto)	1 cucharada
Aceite de germen de trigo	unas gotas

Derrita, al baño María, la manteca con la lanolina y los aceites. Mientras se enfría añada la infusión, siempre batiendo hasta obtener una consistencia cremosa.

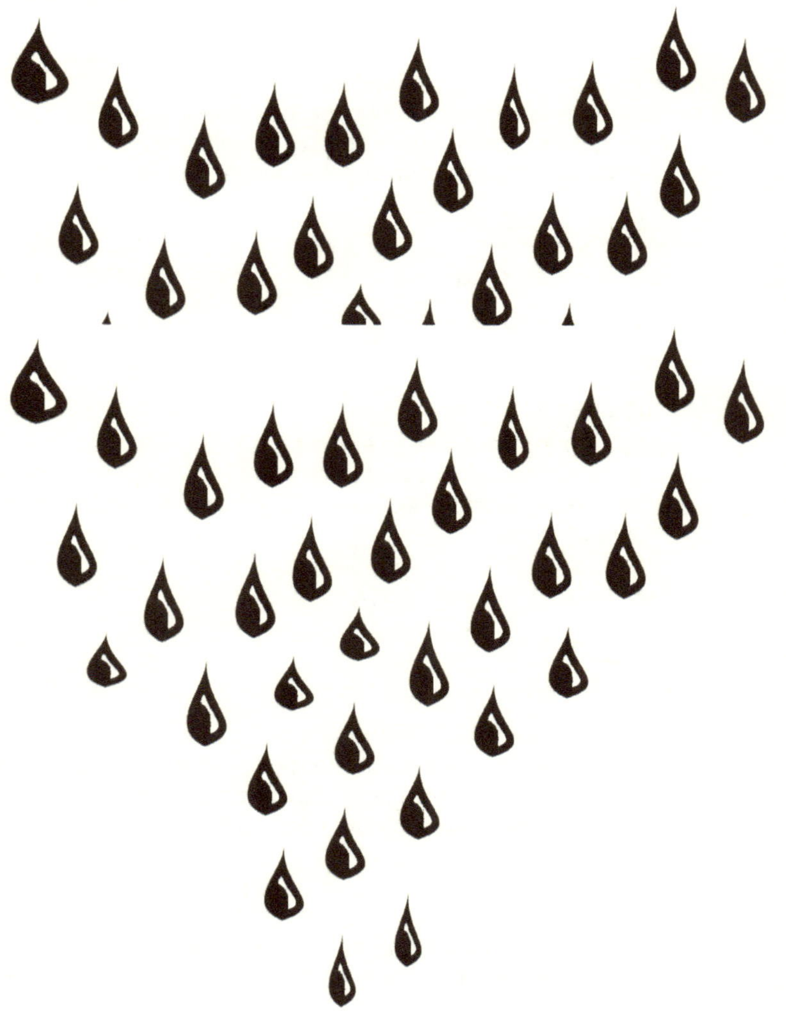

INFUSIONES DE BAÑO

MEZCLA «ATÓMICA» 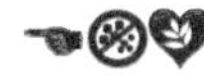

Romero	3 cucharadas
Lavanda	3 cucharadas
Menta	3 cucharadas
Consuelda	3 cucharadas
Tomillo	3 cucharadas
Pétalos de rosa	3 cucharadas
Siempreviva o áloe vera	3 cucharadas

Prepare una infusión concentrada, o bien vierta en una bolsita porosa (de hilo, seda o muselina, por ejemplo o bien una media de nailon) atándola con un cordón y colóquela bajo el agua del grifo, bien caliente. Luego añada agua fría al gusto. Esta mezcla de baño mantiene la piel suave y juvenil, además de retrasar la aparición de las arrugas.

ANTIARRUGAS 

Toronjil	3 cucharadas
Milenrama	3 cucharadas
Perifollo	3 cucharadas
Zanahoria rallada	3 cucharadas
Agua	4 litros

Prepare una infusión con todos los vegetales y el agua hirviendo, déjela diez minutos reposando y luego cuélela. Añádala al agua de la bañera y quédese en ella unos veinte minutos, como mínimo.

HIERBAS AROMÁTICAS

Utilice rosas, azahar, flor de limonero, jazmín, geranio, clavel, lavanda, menta, laurel, toronjil, clavo, salvia y cáscaras de limón y naranja para darle un aroma agradable a su baño, combinándolas a su gusto. Como sugerencia, a continuación tiene dos de las muchas mezclas posibles.

MEZCLA AROMÁTICA 
1°)

Menta	3 cucharadas
Romero	3 cucharadas
Tomillo	3 cucharadas

Salvia	3 cucharadas
Manzanilla	3 cucharadas
Agua	1 litro

Prepare una infusión con el agua hirviendo y las hierbas. Cuélela y agréguela al agua del baño.

2°)

Romero	4 cucharadas
Salvia	4 cucharadas
Toronjil	4 cucharadas
Flores de lavanda	4 cucharadas
Pétalos de rosa	4 cucharadas
Esencia de lavanda	5 gotas
Agua	1 litro

Ponga a hervir el agua. Pique las hierbas, entretanto y viértalas en el agua hirviendo. Déjelas dos minutos y luego cuele la infusión. Añádala al agua del baño. La esencia de lavanda es tan solo para intensificar el olor a lavanda, si lo prefiere puede suprimirla.

CALMANTE

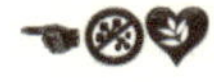

Hojas de violeta	3 cucharadas
Pensamientos	2 cucharadas
Primavera	2 cucharadas
Menta	2 cucharadas
Pétalos de rosas	2 cucharadas
Muérdago	2 cucharadas

Prepare una infusión concentrada con estas hierbas y viértala en la bañera, o si lo prefiere depisite las hierbas en una bolsita porosa, como por ejemplo una media de nailon, atándola con un cordón y colóquela bajo el agua del grifo, bien caliente. Luego añada agua fría al gusto. Para mayor efectividad, use esencia de violetas en lugar de las hojas de violeta.

CALMANTE DE MIEL

Añada una cucharada de miel de abejas al agua del baño. Relaja y deja la piel suave.

BAÑO PARA COMPARTIR

Saúco	2 cucharadas
Acacia	2 cucharadas
Fucsia	2 cucharadas
Clavel	2 cucharadas
Trébol rojo	3 cucharadas
Cáscara de naranja molida	3 cucharadas

Haga una infusión en frío con el saúco, la acacia, la fucsia y el clavel. Déjela reposar 2 horas. Mientras, prepare una infusión caliente de trébol rojo y cáscara de naranja. Mezcle ambas infusiones y vierta en el baño para obtener un baño de olor agradable, perfecto para compartir.

RELAJANTE
1º)

Corteza de sasafrás	3 cucharadas
Raíz de bardana	2 cucharadas
Agrimonia	2 cucharadas
Hojas de consuelda	2 cucharadas
Hojas de salvia	2 cucharadas

Coloque la mezcla en una bolsita de tela porosa (hilo, seda o muselina, por ejemplo), dejándola bajo el grifo de agua caliente. También puede preparar aparte una infusión bien fuerte y añadirla al agua del baño. Relaja los músculos doloridos o tensos. Para mayor efectividad, añada extracto de pino o eucalipto.

2º)

Semillas de cebada	4 cucharadas
Agua	4 litros

Hierva el agua y añada la cebada hasta que esté bien cocida. Viértalo todo en el agua del baño, añadiendo tan solo el agua imprescindible.

ABRÓTANO

Hojas de abrótano picadas	4 cucharadas
Agua destilada	1 ½ litros

Ponga las hojas en un cazo. Hierva el agua y agréguela sobre las hojas de abrótano. Tape y déjelas en reposo una hora; luego, cuele el líquido y enváselo. Para un baño estimulante y aromático, añada dos tazas de esta infusión en agua caliente y quédese un cuarto de hora en el agua. Lo mejor es que el agua esté a unos 37° C, para luego dejarla enfriar poco a poco hasta unos 30° C; si hace falta, añada algo de agua fría.

ASTRINGENTE

1º) Para eliminar el exceso de grasa de la piel, prepare infusiones de baño de salvia, milenrama, trébol, lavanda, siempreviva y consuelda, tanto solas como mezcladas a su gusto.

2º) También puede prepararlo con una taza de corteza de encina, que deberá hervir en agua y luego dejar en reposo diez minutos; cuélela y añádala al agua del baño.

DE ALBARICOQUE

Zumo natural de albaricoques	1 litro
Agua	1 litro

Caliente el agua hasta que esté tibia y añada el zumo. Mezcle bien y agregue al agua del baño. Deja la piel con un delicioso olor.

BAÑO DE ESPUMA

Jabón en escamas	250 gramos
Carbonato de sodio	3 cucharadas rasas

Llene la bañera con agua muy caliente hasta unos 10 centímetros, disuelva el jabón y el carbonato, y complete con agua a la temperatura acostumbrada. No es recomendable que el baño dure más de un cuarto de hora, pues podría tener efectos más negativos que positivos.

BICARBONATO

Vierta 100 gramos de bicarbonato de sodio para un baño de cuerpo entero. Se recomienda un máximo de dos baños de bicarbonato a la semana y, tras un tratamiento de diez baños, no repetirlo antes de pasado un mes como mínimo. Para las personas mayores, se afirma que tienen efectos rejuvenecedores, si bien antes consulte con el médico.

CALÉNDULA

Ponga sus hojas en baños templados, dentro de una bolsita de tela, como cicatrizante, para combatir varices y la mala circulación.

GINSENG

Bayas de enebro	5 cucharadas
Ginseng	una pizca
Agua destilada	1 vaso

Ponga a calentar el agua y cuando hierva añada las bayas de enebro y el ginseng. Déjelo hirviendo a fuego lento durante diez minutos y luego cuélelo. Agregue dos cucharadas de esta infusión al agua del baño para conseguir un efecto estimulante. Se le atribuyen efectos afrodisíacos.

<u>HIEDRA Y LAUREL</u>

Hojas frescas de laurel	1 ½ tazas
Hojas de hiedra	1 taza
Agua	2 litros

Hierva las hojas de laurel y de hiedra en el agua durante diez minutos. Déjelo en reposo un cuarto de hora, como mínimo, y luego añádalo al agua del baño. Es adelgazante.

<u>LAVANDA</u>

1º)

Flores de lavanda	1 taza
Hojas de zarzamora	1 taza
Miel de abejas	1 taza
Agua	2 litros

En una olla, coloque las hojas de zarzamora y las flores de lavanda y póngalas a hervir en agua durante media hora, a fuego muy lento. Filtre y vierta dentro de la bañera junto con la miel. Este baño está recomendado para pieles con riego sanguíneo insuficiente y debe durar unos quince minutos.

2º) Un abundante manojo en el agua, dentro de una bolsita de tela, tiene efectos calmante y desinfectante.

<u>MASAJE DE LAVANDA</u> 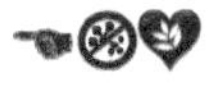

Hojas de nogal	50 gramos
Brotes de abeto	50 gramos
Tomillo en flor	25 gramos
Flores de lavanda	25 gramos

Coloque las plantas y hojas bien picadas en una bolsita de gasa o de lino. Deposite la bolsa en la bañera vacía y añada agua caliente hasta el nivel deseado. Espere que el agua se haya enfriado hasta la temperatura corporal (entre 36º y 37ºC). Métase entonces en la bañera y dese un masaje vigoroso con la bolsita de hierbas. Tiene el efecto de tensar toda la piel del cuerpo.

<u>LECHE</u>

Baños de leche tibia, combaten el acné y las espinillas. Para que suavice aún más, añada una infusión de saúco, manzanilla, ortiga o tila.

LIMÓN

1º) Corte en rodajas ocho limones pequeños o seis grandes y colóquelos en una fuente de porcelana, añada una cucharada de toronjil (fresco o seco) y vierta agua hirviendo hasta cubrirlo todo. Deje reposar tapada la fuente, luego cuélela a través de un pequeño saco de tela y
vierta en la bañera. El saco también puede colgarse dentro del agua
del baño.

2º) Simplemente deje correr el agua de la bañera sobre unas rodajas
de limón. El baño será así más refrescante.

LIMÓN Y VINAGRE

Limones	3
Vinagre de sidra	2 tazas

Corte los limones en trozos pequeños en un bol o fuente de porcelana,
y vierta sobre ellos el vinagre. Tape y déjelo reposar dos horas. Luego,
cuélelo y mezcle con el agua caliente del baño. Si lo desea, puede también echar los trozos de limón a la bañera. También puede usar una
bolsita de tela para verter el líquido a través de ella; en tal caso, puede
dejar la bolsa colgando sobre el agua para que contribuya a darle más
aroma al baño.

MANZANILLA

Ponga una buena cantidad de manzanilla en una media y abra el grifo
del agua caliente durante unos minutos. Termine el baño a temperatura
habitual. Es calmante, suavizante y descongestionante.

MENTA

Añada una decocción de menta al agua de la bañera: ayuda a relajar
los músculos, calma la piel irritada y la limpia de impurezas.

PÉTALOS DE ROSA

Ponga cuatro o cinco puñados de pétalos de rosa frescos en una bolsita de algodón o de lino que introducirá en el agua caliente del baño.
Deja la piel tersa y suave.

PIE DE LEÓN

En el agua del baño, como siempre dentro de una bolsita, reduce las
inflamaciones e irritaciones de la piel.

PINO

1º)

Yemas de pino	100 gramos
Agua destilada	1 ½ litros

Machaque bien las yemas de pino y déjelas en un cazo. Hierva el agua aparte y viértala en el cazo con las yemas machacadas. Tápelo y déjelo al fuego lento, hirviendo durante 20 minutos. Luego debe reposar un día entero. Cuele el líquido, enváselo y guárdelo en la nevera. Para usarlo, agregue medio litro al agua del baño y logrará un efecto refrescante y estimulante a la vez.

2º) También puede prepararlo usando dos puñados de hojas de pino y dos piñas grandes. Macháquelas bien y prepárelas igual que en la fórmula anterior.

<u>ROMANO</u>
1º)

Leche	5 litros
Sal marina	250 gramos
Aceite de oliva	1 vasito
Bicarbonato de sodio	100 gramos
Pétalos de rosa	un puñado
Agua destilada	1 ½ tazas

Haga una infusión con el agua y los pétalos de rosa. Prepare el agua del baño a unos 35º C y diluya en ella una taza de la infusión, la leche, la sal, el aceite y el bicarbonato. Este baño se atribuye a Popea, de quien se dice que gracias a él se conservaba siempre joven.

2º) La mezcla anterior también puede prepararse con leche en polvo. En este caso use 4 tazas de leche en polvo entera y 2 ½ litros de agua (aparte del agua ya indicada para la infusión); si se trata de leche en polvo instantánea, es posible que deba usar mayor cantidad del producto (ante la duda, use las proporciones que señala el envase). La preparación es similar: haga la infusión de pétalos de rosa y prepare el agua del baño. Disuelva la leche en polvo en el agua reservada para ello, batiendo bien hasta que no queden grumos. Esta mezcla es leche concentrada pero no importa porque ya la diluirá con el agua del baño. Viértala en la bañera y compruebe que no queden grumos. Añada la taza de la infusión, la sal, el aceite y el bicarbonato.
No se recomienda echar la leche en polvo directamente en la bañera, pero puede hacerlo, siempre que bata bien antes de añadir los demás ingredientes.

3º)

Sal marina	300 gramos
Leche	3 tazas
Miel de abejas	2 tazas

Mézclelo todo con el agua del baño. Las patricias romanas lo tomaban con leche de burra, pero la leche de vaca es un sustituto adecuado. Deja la piel tersa, suave y juvenil.

SAÚCO

1º9 Prepare una infusión de saúco en el agua del baño, usando una bolsita de tela. Relaja y favorece el sueño, y además blanquea la piel.

2º) Llene una bolsita de tela con flores de saúco y leche en polvo, usando una parte de flores por cada dos partes de leche (por ejemplo: 2 cucharadas de flores y 4 de leche). Cierre bien con un lazo y colóquela dentro del agua del baño. Es tonificante y suaviza la piel.
Además, aquí tiene una idea para hacer un regalo original y barato: prepare varias bolsitas de saúco y leche atándolas con lazos de colores; añada si lo desea, alguna planta aromática, como lavanda, rosas, etc.

SALVADO

Ponga en una bolsita un buen puñado de salvado y hiérvalo así en unos 2 ó 3 litros de agua durante diez minutos. Luego ponga el agua y la bolsita dentro de la bañera y agregue solo el agua imprescindible para el baño. Debe permanecer un cuarto de hora dentro del agua. Elimina las impurezas de la piel.

SIEMPREVIVA

En forma de infusión, como los anteriormente descritos.
Tiene efectos nutritivos y curativos. Se cree que retrasa la aparición de arrugas.

SAL

Vierta de 1 kg a 2 kg de sal marina en agua caliente y dese un baño unos 10 minutos por la noche. Es calmante y adelgazante, además de estimular el riego sanguíneo. Por este último motivo, las personas con problemas circulatorios deben consultar con su médico antes de tomarlo. Es muy adecuado cuando se sienta cansada pero tenga que seguir en la brecha.

SUAVIZANTE DE HENO

Flores de heno	3 cucharadas
Agua	4 litros

Hierva el agua y añada las flores de heno. Déjelas hervir cinco minutos, luego cuélelo. Viértalo todo en el agua del baño, añadiendo tan solo el agua imprescindible. Debe permanecer en el agua un buen cuarto de hora.

<u>VINAGRE DE ROSAS</u>

Pétalos de rosa   dos o tres puñados

Vinagre de sidra   cantidad suficiente

En una botella coloque los pétalos y llénela con el vinagre. Tápela bien y deje al sol un tiempo prudencial. Más tarde, cuélelo con un paño de lino y envase el líquido en un frasco de color topacio que deberá guardar en lugar fresco y protegido de la luz.

Para usarlo, añada un poco al agua para tener un baño sano y fragante. También puede usarlo como loción para después del baño.

<u>VINAGRE DE SIDRA</u>

1º) Para combatir la fatiga, fricciónese antes del baño con una mezcla de 1 taza de vinagre en 2 litros de agua. Luego, báñese normalmente.

2º) Añada 1 ó 2 tazas al agua del baño. Restaura el manto ácido de la piel. Es adecuado especialmente para pieles grasas y con impurezas.

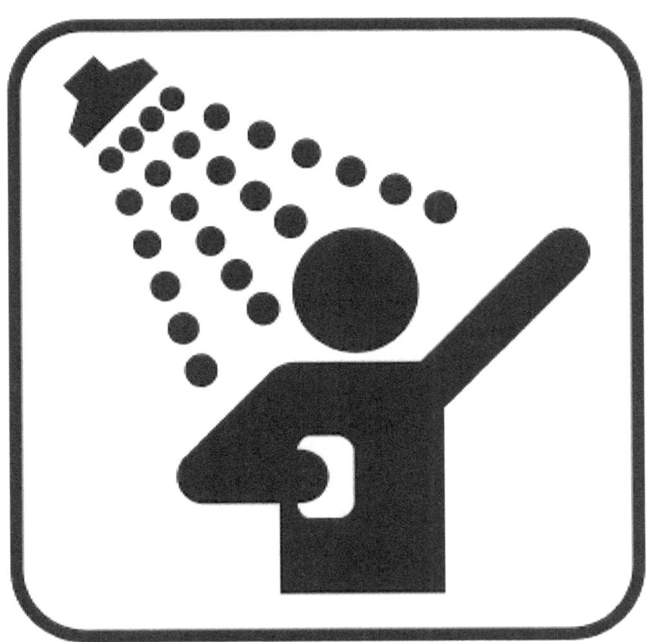

JABONES

<u>JABÓN DURO</u>
1º)

Sosa cáustica	2 cucharadas
	(use una cuchara de plástico, nunca de metal)
Aceite de coco	11 ½ cucharadas
Agua destilada	2 vasitos
Aceite de oliva	2 tazas
Miel o glicerina	2 cucharaditas

Ponga el agua en una cacerola (de barro, cristal o cerámica) y añada cuidadosamente la sosa. Remueva despacio con una cuchara de palo hasta que se disuelva por completo. Es normal que se caliente al disolverse la sosa.

Mezcle los aceites con la glicerina o la miel, calentándolos en cacerola de porcelana hasta fundirse. Deje templar la solución de sosa caliente y luego mézclela con los aceites. Siga removiendo hasta que tenga consistencia cremosa (aproximadamente un cuarto de hora). Si la mezcla se solidifica, póngala al baño María.

Vierta la mezcla cremosa extendiéndola en moldes pequeños de plástico o madera recubiertos de plástico fino (para que los pueda luego extraer sin problemas). Colóquelos sobre una bandeja de cartón, envuélvalo todo en una toalla y déjelo reposar en un lugar seco y cálido hasta que solidifique el jabón (unas 24 horas, pero puede ser más).

Cuando estén sólidas las pastillas de jabón, sáquelas del molde y envuélvalas en papel de estraza, almacenándolas en sitio fresco unos 20 días como mínimo.

Puede añadirle color, perfume o sustancias activas, batiéndolos antes de verter la mezcla cremosa en los moldes. Para el color use, por ejemplo, algún colorante de uso alimentario. Como perfume utilice su esencia favorita (si se trata de aceites esenciales, añada solo 2 ó 3 gotas. Ejemplos de sustancias activas: 2 cucharadas de aguacate triturado, fresas, pepino, harina de avena; debe picar siempre muy finas las hierbas o flores. También puede usar copos del jabón ya preparado y derretirlo, añadiendo infusión de hierbas o éstas pulverizadas, y dejando que solidifique.

<u>Importante</u>: Evite el contacto de la sosa con la piel, usando siempre guantes de goma. No use recipientes metálicos ni papel de aluminio, que pueden reaccionar con la sosa. Evite respirar los vapores irritantes que se desprenden al mezclar la sosa con el agua o los aceites. Por eso conviene que lleve a cabo esta elaboración en lugar abierto y ventilado.

2º)

Aceite de oliva	20 cm³
Sosa cáustica	16 gramos
Agua destilada	150 cm³
Alcohol de 96º	12 cm³
Sal común	20 gramos

En esta fórmula se usan cantidades exactas, por eso no aparecen las medidas caseras empleadas habitualmente. No hace falta usar material de laboratorio, pero sí tiene que ser de vidrio o mejor aún de cuarzo. Comience por disolver la sosa en 50 cm³ de agua. Agite despacio con una varilla de vidrio hasta que se disuelva por completo. Cuidado con las salpicaduras y no se preocupe si se calienta un poco, es lo normal. Disuelva ahora la sal en 50 cm³ de agua. Agite con la varilla, o con una cucharilla, hasta que ya no pueda disolverse más sal: debe quedar un poco en el fondo. Ahora, en un recipiente de cuarzo (o vidrio de laboratorio) de unos 100 cm³ coloque el alcohol, el aceite y 20 cm³ de la disolución de sosa. Póngalo al baño María y bata con fuerza para que se mezclen bien los ingredientes. Si se forma demasiada espuma, apártelo del fuego un rato hasta que haya bajado lo suficiente. Siga calentando durante una media hora; si la mezcla se pone demasiado dura añada un poco de agua destilada. Para comprobar si el jabón está formado, tome una gota de la mezcla y viértala en un poco de agua: si se forma espuma, ya está listo.

La siguiente etapa es el «salado». Vierta la mezcla caliente en un recipiente mayor (unos 200 ó 250 cm³) y añada 20 cm³ de la disolución «saturada» de sal, que previamente habrá calentado. Agite con fuerza y deje en reposo toda la noche. Por la mañana tendrá una especie de «nata» sólida flotando, que es el jabón. Si quiere mejorar su calidad, repita el salado. Para darle algún aroma o color de su gusto, hágalo durante el salado, o bien derrita unos copos del jabón ya preparado. Tenga en cuenta todas las precauciones que se mencionan en la fórmula anterior.

JABÓN DE ALCOHOL

Agua destilada	2 tazas
Alcohol de 96º	1 taza
Jabón duro en copos	75 gramos
Potasa	5 gramos
Esencia de lavanda	Unas gotas

Ponga el agua, el alcohol y el jabón en una botella, y tápela con un poco de papel de aluminio, con un pequeño agujero. Caliente al baño

María, usando una olla estrecha y alta que cubra bien la botella. Deje hervir la mezcla durante una hora, agitando de vez en cuando. Por último, añada la potasa y las gotas de esencia de lavanda hasta obtener un olor agradable. Es adecuado contra contusiones y magulladuras.

SUCEDÁNEO DE ALMENDRAS

Almendras molidas	2 cucharadas
Caolín en polvo	2 cucharadas
Ácido bórico	½ cucharadita
Aceite de almendras	unas gotas

Las almendras deben estar molidas en un polvo muy fino. Mézclelas con los demás ingredientes y haga bolitas. Use una de estas bolitas en lugar del jabón, si le preocupa tener que usar sosa o potasa en la preparación de los jabones anteriores.

JABÓN DE AVENA PARA PIELES SENSIBLES

Jabón de baño	1 pastilla
Aceite de oliva	1 cucharada
Harina de avena	1 cucharada

Ralle bien la pastilla y mézclela con los demás ingredientes. Caliente al baño maría removiéndolo todo hasta que se fundan todos los ingredientes. Cuando tenga una mezcla homogénea y fluida, viértala en moldes y deje enfriar (puede hacerlo en la nevera).

JABÓN DE HIERBAS

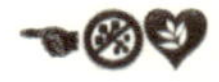

Raíz de jabonera	2 cucharadas
Hierbas diversas (al gusto)	2 cucharadas
Agua destilada	2 tazas

Pique las hierbas muy finas, incluida la raíz de jabonera. Vierta sobre ellas el agua hirviendo, tape y déjelas reposar 30 minutos. Cuélelo.
Este jabón es verdaderamente natural, pues no contiene productos químicos sintéticos. La jabonera da una espuma muy suave que no limpia en profundidad, eso sí.

JABÓN LÍQUIDO DE EUCALIPTO

Hojas de eucalipto	1 taza
Jabón duro en copos	6 cucharadas
Agua destilada	1 ½ litros

Ponga a hervir el agua con las hojas de eucalipto. Manténgalo hirviendo a fuego lento un cuarto de hora, luego retírelo del fuego y déjelo dos horas en reposo. Cuele y vuelva a hervir el líquido colado. Añada ahora el jabón, removiendo hasta que esté bien disuelto. Deje enfriar, enváselo y guárdelo en la nevera. Tiene un olor muy agradable y alivia el cansancio muscular y otros síntomas de fatiga.

JABÓN LÍQUIDO PARA LAS MANOS

Aceite de almendras	2 cucharadas
Aceite de soja	1 cucharada
Jabón de plata	2 cucharadas
Aceite de lavanda	1 cucharadita

El jabón de plata se elabora con plata coloidal y resulta algo caro.
Mezcle los aceites de soja y almendras con el jabón, removiendo durante cinco minutos Añada luego el aceite de lavanda y bata la mezcla dos minutos más. Enváselo en un recipiente con dosificador para jabón líquido.

JABÓN DE MIEL

Jabón duro en copos	10 cucharadas
Miel de abejas	1 cucharada
Aceite de oliva virgen	2 cucharaditas

Funda el jabón al baño María. Agregue el aceite gota a gota, siempre removiendo. Luego añada la miel, también despacio y removiendo. Deje hervir la mezcla hasta que se hinche. Viértala en un molde adecuado y déjela reposar todo el tiempo necesario hasta que haya endurecido (pueden ser varias semanas). Es hidratante.

SAPONARIA

Raíz seca de hierba jabonera (saponaria)	50 gramos
Agua destilada	1 litro

Ponga a hervir el agua y añada las raíces. Cueza durante quince minutos a fuego medio. Filtre y deje enfriar.
A esta decocción se le puede añadir, como ya hemos visto alguna infusión aromática o aceite esencial.

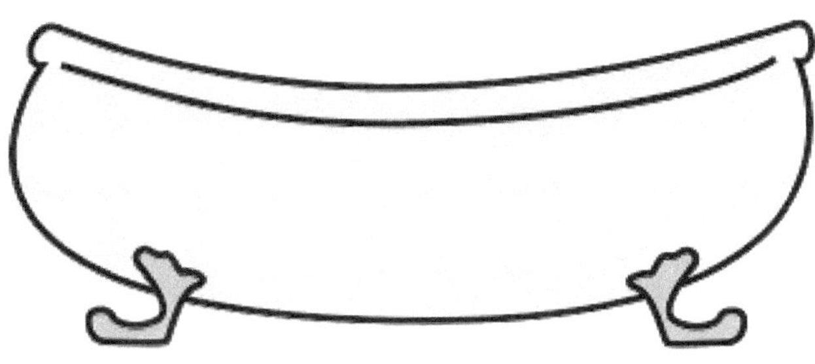

COMPLEMENTOS DE BAÑO

FRICCIONES CON VINAGRE

Vinagre de sidra	3 cucharadas
Agua	2 tazas

Mezcle y dese fricciones antes de la ducha. Es refrescante y da vigor.

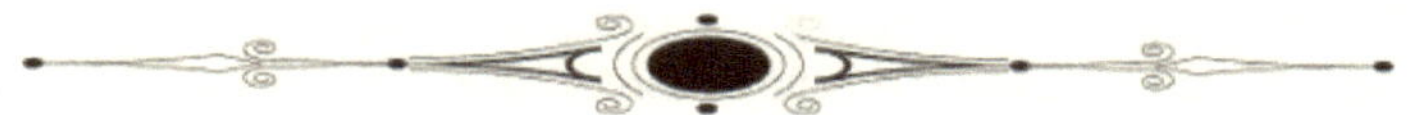

ACEITES

ACEITE DE BAÑO DISPERSABLE

Aceite de ricino refinado	3 cucharadas
Aceite esencial	1 cucharada

Mezcle y enváselo. Use una cucharilla en el baño. Este aceite es dispersable, es decir que se reparte como gotas minúsculas en el agua, a diferencia de los demás aceites de baño, que forman una película flotante.

ACEITE BÁSICO

Aceite de sésamo	1 cucharada
Aceite de soja	1 cucharada
Aceite de cacahuete	1 cucharada
Aceite de albaricoque	20 gotas
Aceite esencial	5 gotas

Mézclelo todo agitando y enváselo. Vierta unas gotas bajo el grifo a presión de agua caliente y báñese.

ACEITE CÍTRICO 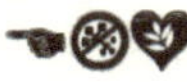

Aceite de aguacate	2 vasitos
Aceite de albaricoque	2 cucharadas
Aceite de soja	2 vasitos
Aceite de coco derretido	2 vasitos
Aceite de naranja	1 cucharada
Aceite de limón	1 cucharada

Mézclelo todo agitando y enváselo.

<u>ACEITE ESPUMOSO</u>

Jabón duro en copos	½ taza
Agua destilada	1 taza
Aceite de avellano	2 cucharaditas
Glicerina	6 cucharaditas
Aceite esencial al gusto	15 gotas

Derrita el jabón en el agua caliente. Mezcle los demás ingredientes con el agua jabonosa y, para usarlo, vierta 2 cucharadas bajo el grifo de agua a presión muy fuerte.

<u>ACEITE DE FLOR DEL MANZANO</u>

En un frasco de vidrio de cuello ancho coloque flores de manzano hasta casi llenarlo, y después cúbralo por completo con aceite de oliva de primera calidad. Ciérrelo bien y deje en maceración veintiún días en un lugar fresco. Transcurrido este tiempo puede comprobar si el aceite ha retenido bien el aroma, si no es así puede dejarlo más tiempo. Por último, cuélelo y enváselo.

Para usarlo, añada un poco en el agua del baño para recuperar la grasa de la piel que pueda perderse durante el baño (es lo que se llama en cosmética un «reengrasante»).

Puede preparar otros aceites similares con flores de lavanda (ver receta anterior), rosas, violetas o espino blanco.

<u>ACEITE DE LAVANDA</u>

Flores de lavanda	3 manojos, sin son frescas, ó 6 manojos, sin son secas
Aceite de oliva	suficiente para cubrir

Si usa flores frescas, conviene recolectarlas poco antes de florecer. Coloque las flores en una botella y añada el aceite hasta cubrirlas por completo. Deje en maceración al sol, por ejemplo en una ventana, durante tres semanas. Filtre el aceite, tire las flores y coloque igual cantidad de flores nuevas dentro de la botella, que cubrirá con el aceite antes filtrado. Coloque de nuevo al sol y deje otras dos o tres semanas. Filtre de nuevo y enváselo.

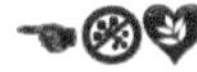

<u>ACEITE DE MASAJE</u>

Aceite de soja	5 cucharadas
Aceite de almendras	3 cucharadas
Aceite de aguacate	1 cucharada
Esencia de limón	5 gotas

Mézclelo bien y enváselo. Dura unos 6 meses.

ACEITE MEDITERRÁNEO 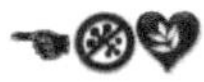

Aceite de oliva	2 cucharadas
Aceite de girasol	2 cucharadas
Aceite de germen de trigo	2 cucharadas
Aceite de lavanda	1 cucharada
Aceite de albahaca	20 gotas

Mézclelo todo agitando y enváselo.

ACEITE ORIENTAL 

Aceite de albaricoque	20 gotas
Aceite de sésamo	1 cucharada
Aceite de almendras dulces	1 cucharada
Aceite de cacahuete	1 cucharada
Aceite de jazmín	10 gotas

Mézclelo todo agitando y enváselo. Vierta unas gotas bajo el grifo a presión de agua caliente y báñese.

ACEITE POS-DEPILATORIO

Sal marina	3 cucharadas
Aceite de oliva	1 cucharada

Mezcle y aplique en las zonas recién depiladas, tras un buen baño de vapor, mientras la piel esté aún húmeda. Nutre y evita la «piel de pollo» efecto de la depilación. También puede prepararlo con aceite de almen-dras dulces o de germen de trigo.

ACEITE DE ROSAS 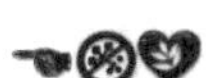

Aceite de girasol	1 cucharada
Aceite de sésamo	1 cucharada
Aceite de albaricoque	20 gotas
Aceite de violetas	10 gotas
Esencia de rosas	5 gotas

Mézclelo todo agitando y enváselo.

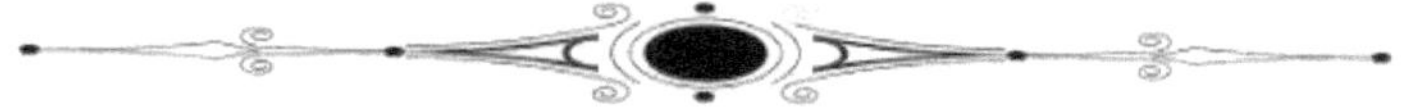

CREMAS

<u>CREMA DE DUCHA</u>

Jabón de plata	50 gramos
Aceite de almendras	3 cucharadas
Esencia de salvia	2 cucharaditas

Ponga el jabón de plata en una fuente y vaya añadiendo poco a poco el aceite de almendras, removiendo muy bien. Agregue luego la esencia de salvia y siga removiendo durante un minuto. Enváselo. Dura unos 6 meses. No lo use con aguas duras.

<u>CREMA DE DUCHA PERFUMADA</u>

Jabón de plata	50 gramos
Aceite de soja	3 cucharadas
Brandy	2 cucharadas
Esencia de jazmín	1 cucharadita

Ponga el jabón de plata en una fuente y vaya añadiendo poco a poco el aceite de soja, removiendo muy bien. Mezcle aparte el brandy con la esencia de jazmín, agregue esta mezcla al jabón de plata y siga removiendo durante un minuto. Enváselo. Dura unos 6 meses. No lo use con aguas duras.

<u>CREMA DE NOCHE</u>

Aceite de almendras	2 cucharadas
Aceite de aguacate	2 cucharadas
Aceite de germen de trigo	2 cucharadas
Yema de huevo	1
Vinagre de sidra	2 cucharaditas
Jugo de limón	2 cucharaditas
Aceite de toronjil	5 gotas

Mezcle los aceites de almendras, aguacate y germen de trigo con la yema de huevo. Añada luego el jugo de limón, el vinagre y, por último, el aceite de toronjil. Remuévalo todo hasta obtener una mezcla homogénea.
Aplique en todo el cuerpo después del baño, por la noche. Deje actuar la crema durante una hora, retírela y acuéstese de inmediato.

PERFUMES Y DESODORANTES

DESODORANTES

ANTISUDORAL DE LAVANDA

Para prevenir el exceso de sudor, frote la piel con unas gotas de esencia de lavanda.

DESODORANTE EN BARRA

Cera de abejas blanca	1 ½ cucharadas
Aceite de coco	1 cucharada
Manteca de cacao	½ cucharada
Tomillo	2 cucharaditas
Aceite de romero	1 cucharadita
Aceite de lavanda	1 cucharadita
Aceite de ricino	3 gotas

Para obtener la forma final en barra, conviene tener un molde adecuado, en plástico resistente al calor (en su defecto, use un molde rectangular y cuando esté sólido, corte en tiras alargadas). Comience por fundir la cera al baño María, preferiblemente en un envase de cristal o cerámica. Agregue la manteca de cacao hasta que también se haya derretido. Ahora puede añadir los aceites, siempre removiendo la mezcla. Por último, vacíe el producto en el molde y déjelo enfriar. Para usarla envuelva la barra en papel de aluminio para poder cogerla con las manos sin problemas.

DESODORANTE DE CLOROFILA

Machaque la parte verde oscura de una hoja de lechuga, o mejor aún de crisantemo, hasta obtener una gota de clorofila y aplíquela en las axilas. Dejándola secar tiene efecto bactericida.

DESODORANTE DE HIERBAS

Coja un buen puñado de alguna (o varias) de estas hierbas: romero, tomillo, milenrama, lavanda, salvia y/o menta y colóquelo en un tarro con tapa. Añada vinagre de sidra hasta cubrir por completo las hierbas, tape y déjelo en maceración durante diez días, en un sitio cálido. Cuélelo y enváselo. Para usar este desodorante, tome media cucharada del mismo y dilúyala con dos cucharadas de agua. Aplíquelo en las axilas, previamente lavadas y secas y luego espere a que se seque el producto.

DESODORANTE DE SALVIA 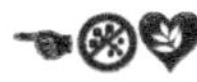

Hojas de salvia	1 cucharada
Hojas de romero	1 cucharada
Agua destilada	8 cucharadas
Alcohol de 90º	3 cucharadas
Esencia de limón	2 gotas
Esencia de salvia	5 gotas

Prepare el extracto con las hojas de salvia y romero y el agua. Separe siete cucharadas del mismo, y déjelo enfriar. Añada entonces el alcohol y remueva. Agregue las esencias sin dejar de remover. Guárdelo en un frasco con vaporizador. Dura unos 6 meses.

DESODORANTE DE TILA 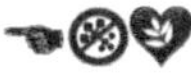

Flores secas de tila	1 cucharada
Hojas secas de hiedra	1 cucharada
Alcohol de 90º	8 cucharadas
Esencia de limón	3 cucharadas
Esencia de toronjil o rosas	2 gotas

Prepare el extracto con las flores de tila, las hojas de hiedra y el agua. Separe siete cucharadas del mismo, y déjelo enfriar. Añada entonces el alcohol y remueva. Agregue la esencia y siga removiendo durante un minuto aproximadamente. Guárdelo en un frasco con vaporizador. Dura unos 6 meses.

FRICCIONES DE LIMÓN

Aplique en las axilas unas fricciones de jugo de limón puro o diluido con agua para eliminar el olor a sudor.

LAVADOS DE EFECTO DESODORANTE

1º)

Vinagre al 5%	1 vasito
Agua tibia	3 vasitos

Mezcle y lávese con la mezcla las axilas varias veces al día.

2º) También puede usar una infusión de manzanilla con los mismos efectos.

POLVO DESODORANTE

Raíz de lirio florentino	2 cucharadas
Cáscara de naranja en polvo	2 cucharadas
Cáscara de limón en polvo	2 cucharadas
Raíz de regaliz o iris amarillo	un poco

Mézclelo todo y páselo por un colador fino metálico varias veces, hasta obtener un polvo uniforme.

PERFUMES

(Vea también los extractos y agua de rosas en los cosméticos hidratantes y nutritivos)

AGUA DE COLONIA

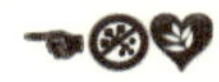

Alcohol 96°	½ taza
Pétalos de rosa frescos	4 cucharadas
Cáscara de limón	¼
Cáscara de naranja	¼
Albahaca fresca	1 cucharada
Menta fresca	1 cucharada
Agua destilada	1 taza

Vierta los pétalos de rosa en el alcohol y déjelos reposar una semana. Cuélelo y resérvelo. Triture las hojas de albahaca y menta y ralle las cáscaras de limón y naranja. Prepare con ellas una infusión. Cuélela y mézclela con el extracto alcohólico de rosa.

AGUA DE FLORES

Alcohol de 96°	6 cucharadas
Aceite de lavanda	7 gotas
Aceite de jacinto silvestre	10 gotas
Aceite de clavo	4 gotas

Mezcle todos los ingredientes y enváselos en un frasco. Debe dejarlo escurrir antes de usarlo.

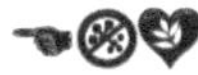

AGUA HÚNGARA

Alcohol de 96°	12 cucharadas
Hojas de menta frescas	2 cucharadas
Romero fresco	2 cucharadas
Agua de rosas	1 taza
Cáscara de limón	½
Cáscara de naranja	½

Ralle bien las cáscaras de limón y naranja. Mezcle todos los ingredientes y enváselos en un frasco. Debe dejarlo escurrir antes de usarlo.

AGUA DE JAZMÍN O ROSAS

Esencia de jazmín o rosas	1 cucharadita
Alcohol de 90°	suficiente hasta 1 vasito

Mezcle removiendo con cuidado; pero proceda rápidamente, pues las esencias se evaporan deprisa. Deje reposar durante 15 días antes de poder usarla, para que sedimenten todas las partículas en suspensión. Dura unos 6 meses.

AGUA DE LAVANDA

1°)

Esencia de lavanda	10 gotas
Agua de rosas	1 cucharada
Alcohol 96°	3 cucharadas

Mézclelo todo en un frasco con tapón de rosca.

2°)

Esencia de lavanda	1 cucharada
Canela en rama	1 ramita
Alcohol 80°	1 taza

Mézclelo todo y póngalo en maceración. Transcurridas tres semanas, cuele y envase el líquido.

3°)

Flores secas de lavanda	2 cucharadas
Canela molida	2 cucharadas
Alcohol 96°	2 tazas

Mézclelo todo y póngalo en maceración. Transcurridas dos semanas, cuele y envase el líquido.

<u>AGUA DE LAVANDA O ROSAS</u>

1º)

Pétalos grandes de rosas frescas	
o flores de lavanda frescas	2 tazas
Ginebra o brandy	2 cucharadas
Agua destilada	suficiente para cubrir

Hierva el agua y viértala sobre las flores hasta cubrirlas por completo. Déjelas en reposo un día entero a la temperatura ambiente. Luego, métalo en la nevera y déjelo otros dos días más. Cuélelo y agregue la ginebra o en brandy. Esta colonia debe guardarse en nevera, pues se estropea con facilidad al tener muy poco alcohol. Puede usar cualquier otra flor, como violetas, geranios, etc.

2º)

Flores de lavanda o rosas secas	10 cucharadas
Alcohol de 90º	½ taza

En un tarro con tapón de rosca coloque las flores y vierta el alcohol hasta cubrirlas por completo (la cantidad indicada, media taza, es tan solo aproximada). Déjelo en reposo como mínimo ocho semanas. Luego, cuele el extracto con un paño seco y enváselo. Puede añadirle agua destilada hasta un máximo de cuatro partes de agua por una de extracto.

<u>AGUA DE TORONJIL</u>

Toronjil	7 cucharadas
Cáscara de limón rallada	2 cucharaditas
Especias mezcladas	1 cucharada rasa
Alcohol 96º	½ taza
Agua destilada	1 taza

Mezcle todos los ingredientes menos el agua y déjelos reposar 7 días. Escurra antes de añadir el agua.

<u>AGUA VERDE</u>

Alcohol de 96º	1 vaso
Esencia de menta	1 cucharadita
Esencia de limón	1 cucharadita
Infusión fuerte de romero fresco	½ vaso

Mezcle todos los ingredientes y déjelos reposar 7 días como mínimo. Cuélelo y enváselo.

Puede preparar un perfume totalmente a su gusto si combina aceites esenciales. No use los aceites puros, pues su olor es demasiado intenso, sino diluidos: una cucharadita del aceite esencial en dos cucharadas de aceite de albaricoque o de almendras dulces. Deje la mezcla en un frasco tapado y guardada en la oscuridad, hasta que el aceite diluyente haya captado todo el aroma. Si dispone de varios aceites diluidos podrá hacer cualquier combinación que desee.

PARA LAS MANOS

CREMAS

CREMA PROTECTORA

Lanolina	2 cucharadas
Cera de abejas	1 cucharada
Aceite de vaselina	6 cucharadas
Infusión de hierbas o agua de rosas	5 cucharadas
Ácido bórico	1 pizquita

Derrita la lanolina y la cera y mézclelos con el aceite de vaselina. Disuelva el ácido bórico en el agua de rosas o la infusión y échela en la mezcla grasa. Enfríela y envásela. Es de larga duración.

CREMA DE CAL Y MANTECA

Cal	1,3 kilogramos
Agua destilada	2 litros
Manteca de cerdo	cantidad suficiente

Coloque la cal en remojo con el agua y déjela reposar unas horas. Luego, separe el agua y consérvela aparte. Retire las costras de cal que hayan quedado flotando y en las paredes del recipiente y mézclelas con manteca, en la proporción de 2 partes de cal por 3 partes de manteca. Esta mezcla puede hacerse en un sartén limpio, que se mantendrá a fuego lento hasta obtener una mezcla uniforme. El agua de la cal puede devolverse al recipiente, para que disuelva los restos que no hayan podido desprenderse.

Para aplicar la crema, por la noche, primero agite bien el agua y los restos de cal y bañe con ella las manos. Déjelas secar con lo que quedarán cubiertas de cal, y cubra la zona afectada con calcetines. Manténgalas así toda la noche. Por la mañana, retire los calcetines, lave bien con agua y aplique la crema de cal y manteca. Es muy adecuada para la piel áspera y agrietada típicas en las manos del ama de casa.

CREMA DE ESPUMA DE JABÓN

Aceite de almendras	2 cucharadas
Aceite de soja	1 cucharada
Jabón de plata	2 cucharadas
Esencia de lavanda	1 cucharadita

Mezcle con batidora eléctrica el aceite de almendras, el de soja y el jabón de plata batiendo durante unos 2 minutos. Añada la esencia de lavanda y siga batiendo un minuto más. Envase en un recipiente de plástico a ser posible con cierre a presión. Duración aproximada, unas 6 semanas.

CREMA DE ESPUMA DE JABÓN CON MANZANILLA

Aceite de aguacate	3 cucharadas
Aceite de soja	1 ½ cucharadas
Jabón de plata	2 cucharadas
Flores secas de manzanilla	1 cucharada
Esencia de manzanilla	2 cucharaditas

Prepare un macerado con los aceites de aguacate y soja y las flores secas. Mezcle con batidora eléctrica 3 cucharadas del macerado y el jabón de plata batiendo durante unos 2 minutos. Añada la esencia de manzanilla sin dejar de batir hasta que la crema adquiera consistencia espumosa (unos dos minutos). Envásela en recipiente de plástico. Igual que la anterior, ésta fórmula está indicada para pieles secas y dura unas 6 semanas.

CREMA HIDRATANTE DE AGUA DE ROSAS

Agua de rosas	4 cucharadas
Aceite de almendras	4 cucharadas
Cera de abejas	2 cucharaditas
Miel de abejas	1 cucharadita

Derrita la cera al baño María junto con la miel y el aceite. Remuévalo bien, apártelo del fuego y agregue el agua de rosas. Debe seguir removiendo hasta que la mezcla se haya enfriado un poco.

CREMA DE LIMÓN

Jugo de limón	2 cucharadas
Glicerina	2 cucharadas
Agua de rosas	2 cucharadas

Mezcle todo. Es muy adecuada para las manos estropeadas típicas del ama de casa. Para manos especialmente secas y deterioradas, aplíquela por la noche y duerma con guantes de algodón.

CREMA DE MIEL

Jugo de limón	2 cucharadas
Glicerina	2 cucharadas
Miel de abejas	2 cucharadas

Mezcle todo y aplique diariamente. Evita que las manos se cuarteen, sobre todo en invierno y en lugares fríos.

CREMA NUTRITIVA DE ALMENDRAS

Almendras trituradas	50 gramos
Yema de huevo	1
Aceite de almendras	1 cucharadita
Leche	1 taza

Hierva las almendras en la leche hasta que ésta las absorba. Bata la yema de huevo, agréguela y caliente de nuevo. Enfríe y añada el aceite de almendras.

CREMA NUTRITIVA DE AVENA

Harina de avena	2 cucharadas
Miel	1 cucharada
Yema de huevo	1

Bata la yema de huevo y mézclela con los demás ingredientes.

CREMA NUTRITIVA DE CACAO Y ALMENDRAS

Manteca de cacao	2 cucharadas
Aceite de almendras	2 cucharadas
Cera de abejas	2 cucharadas

Derrita la manteca y la cera al baño María, añada el aceite y remueva bien. Luego, apártelo del fuego y siga removiendo mientras lo deja enfriar hasta que tenga consistencia cremosa.

CREMA PARA MANOS SECAS

1º)

Cera virgen de abeja	4 gramos
Manteca de cacao	6 gramos
Ácido esteárico	5 gramos
Aceite de soja	½ cucharada
Aceite de aguacate	2½ cucharadas
Agua destilada	2½ cucharadas
Bórax	una pizca
Esencia de salvia	5 gotas

Ponga en un recipiente la cera, la manteca, el ácido esteárico y los aceites, calentando al baño María hasta que al licuarse adquiera una tonalidad clara. Entretanto, ponga el agua destilada a hervir y disuelva en ella el bórax. Retire el recipiente del baño María y añada la disolución caliente de bórax. Mezcle con la batidora eléctrica de mano hasta tener un líquido lechoso al que añadirá la esencia de salvia. Continúe batiendo hasta que espese la crema. Disminuya la velocidad de batido pero siga hasta que enfríe. Envase en un tarro y guárdela en la nevera. Se conserva 12 semanas.

2º) Si sustituye la esencia de salvia por esencia de manzanilla en la fórmula anterior, obtiene un perfume diferente y de paso consigue acentuar sus efectos terapéuticos.

CREMA DE PEPINO 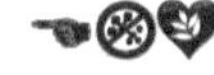

Jugo de pepino	2 cucharadas
Manteca de cacao	3 cucharadas
Aceite de almendras dulces	2 cucharadas

Ponga la manteca de cacao al baño María hasta que se funda. Apártela del fuego, añada el aceite de almendras y, por último, el jugo de pepino. Bátalo bien hasta dejarlo como una crema uniforme. Debe guardarla en la nevera. Úsela para tratar las manos agrietadas, dándose fricciones suaves en ambas manos.

CREMA CONTRA LAS «*FRIERAS*» (SABAÑONES)

Lanolina	3 cucharadas
Vaselina	3 cucharadas
Agua de rosas	3 cucharadas
Alcohol de 96º	1 cucharadita

Ponga la lanolina al baño María hasta que se derrita, y añádale la vaselina, batiendo continuamente. Luego agregue, sin dejar de batir, el agua de rosas y el alcohol. Envásela y guárdela en la nevera, pues debe aplicarla fría.

CREMA SUAVIZANTE, EXFOLIANTE Y ECONÓMICA

Aceite de oliva	1 cucharadita
Azúcar blanca	1 cucharadita
Zumo de limón	¼

Mézclelo todo sobre las manos y extiéndalo por las palmas y dorsos. Aplíquese con un masaje suave durante unos diez minutos hasta que el azúcar se haya disuelto. Le quedarán las manos suaves y tersas. Muy adecuado para las manos resecas del ama de casa.

LOCIONES Y ACEITES

<u>ACEITE PARA MANOS SECAS</u>

Aceite de oliva	2 cucharadas
Aceite de sésamo	1 cucharada
Aceite de almendras	1 cucharada
Miel de abejas	1 cucharada
Glicerina	½ cucharada

Ponga todos los ingredientes al baño María hasta que se fundan y mezclen uniformemente. Enváselo y aplíquelo por la noche, dándose fricciones. Si no quiere ensuciar la ropa mientras duerme, cúbrase las manos con guantes de algodón.

<u>ACEITE DE OLIVA</u>
Para las manos secas, úntelas con aceite de oliva y cúbralas con papel osmótico (film transparente) durante unos quince minutos. Coloque por encima una toalla o unas manoplas para dar calor. Luego puede lavárselas con un jabón suave. Este tratamiento casero es casi lo mismo que un baño de parafina.

<u>BAÑOS PARA COMBATIR LAS *«FRIERAS»* (SABAÑONES)</u>
Verá como mejoran si aplica baños alternos: dos minutos en agua fría, luego un minuto en agua caliente, después otra vez la fría, y así durante media hora. Puede usar agua sola, o mejor infusiones de árnica, caléndula, manzanilla o corteza de encina.

<u>BLANQUEADOR</u>
Mezcle partes iguales de glicerina y jugo de limón y aplíquela sobre las manos dando abundantes friegas.

<u>DESCONGESTIONANTE</u>
1º) Prepare una infusión de violetas y mézclela con leche fría. Aplíquesela en fricciones para aliviar las manos enrojecidas.

2º) Utilice alcohol alcanforado, en fricciones, para descongestionar las manos enrojecidas.

<u>INFUSIONES PARA LAS MANOS ÁSPERAS</u>
Prepare una infusión de alguna de estas plantas: hinojo, pétalos de caléndula, milenrama, manzanilla, pie de león, malva o consuelda. Utilícela en forma de compresas.

JUGO DE LIMÓN

Para las manos resecas del jabón, úntelas con el jugo de medio limón. Deje que haga su efecto un buen rato, para que la piel absorba el producto, antes de lavarlas con agua. También puede añadir algo de aceite de oliva, en cuyo caso habrá de lavarse con un jabón muy suave.

LECHE

Moje la piel con leche, y repita el proceso unas cuantas veces. Luego, lávelas con agua tibia. Suaviza las manos ásperas.

LIMÓN PARA BLANQUEAR

Para blanquear los dedos que se han oscurecido y reseco por tanto pelar papas, frote un limón. Blanquea e hidrata la piel.

LIMÓN PARA LAS MANOS AGRIETADAS

Mezcle jugo de limón con aceite de oliva y unte las manos con la mezcla antes de acostarse.

LOCIÓN HIDRATANTE DE AGUA DE ROSAS

Glicerina	1 cucharada
Agua de rosas	3 cucharadas

Mézclelo todo y enváselo en un frasco pequeño. Debe agitarlo vigorosamente antes de usar.

LOCIÓN DE LIMÓN PARA MANOS SUDOROSAS

Alcohol de 96°	1 cucharada
Jugo de limón	5 cucharadas

Mezcle y aplique con un masaje después de cada lavado. Conviene tomar baños de temperatura alternada: cinco segundos caliente, luego dos segundos fría. Se recomienda no usar guantes de piel sino de algodón, para que circule el aire y evapore el sudor.

LOCIÓN DE SALVADO Y VINAGRE

Salvado en copos	1 vasito
Vinagre de sidra	4 cucharadas
Agua destilada	2 tazas

Hierva primero el agua y viértala sobre el salvado, en un recipiente resistente al calor. Tápelo y déjelo doce horas en reposo. Luego, cuélelo y añada el vinagre al líquido colado. Debe aplicarse esta loción varias veces al día, para suavizar las manos ásperas y agrietadas. Haga fricciones con las manos hasta que estén casi secas.

<u>MANTECA PARA LAS MANOS AGRIETADAS</u>
Para las manos agrietadas es bueno ponerse manteca vegetal o de cerdo o de vaca, siempre tibia.
En caso de descamación, primero hacer una exfoliación con azúcar y jabón neutro o también con arcilla; luego completar con la manteca tibia.

<u>TRATAMIENTOS CON VINAGRE</u>
1º) Para suavizar las manos ásperas, lave las manos con agua y vinagre. Restaura la grasa natural.

2º) Para manos húmedas, mezcle tres cucharadas de vinagre con un litro de agua tibia, y lave con esta mezcla las manos.

MASCARILLAS

<u>MASCARILLA DE ACEITE DE ALMENDRAS</u>

Caolín	2 cucharaditas
Aceite de almendras dulces	2 cucharaditas
Yema de huevo	1

Mézclelo todo hasta obtener un producto cremoso y aplíquelo en las manos haciendo fricciones. Déjelo secar durante unos minutos y luego retírelo cuidadosamente con agua tibia.

<u>MASCARILLA DE ÁLOE VERA</u>

Áloe vera	1 cucharada
Caolín	1 cucharada
Miel de abejas	2 cucharaditas

Mézclelo todo hasta obtener una consistencia adecuada (si queda demasiado líquido, puede añadir otra cucharadita de caolín) y aplíquelo.

<u>MASCARILLA DE AVENA PARA MANOS ÁSPERAS</u>

Avena en copos	3 cucharadas
Levadura de cerveza	una pizca
Agua destilada	2 tazas

Hierva la avena con el agua durante unos cinco minutos. Aparte del fuego y bátala bien. Colóquela en un bol, añada la levadura y mézclelo todo bien.

Unte las manos y déjela actuar durante un cuarto de hora. Lave con agua tibia, y déjelas secar solas. Este tratamiento devuelve la suavidad a las manos ásperas si se aplica todos los días durante una semana.

EXFOLIANTE DE FRAMBUESA Y SAL
Triture una taza de frambuesas, añada una cucharadas de sal gruesa y mezcle bien usando un tenedor. Extienda esta mascarilla sobre las manos limpias, lavadas con jabón. Envuelva en papel film (plástico trasparente) y deje actuar un cuarto de hora. Luego, retire con agua fría y aplique una crema nutritiva para las manos.
También puede usar este exfoliante en codos y rodillas.

MASCARILLA DE HARINA DE MILLO
Mezcle glicerina con harina de millo a partes iguales hasta conseguir un aspecto cremoso. Cubra las manos con esta mascarilla y déjela actuar un cuarto de hora.

MASCARILLA DE MANZANA

Manzana	1
Leche entera	2 cucharaditas
Miel de abejas	1 cucharada

Triture hasta reducir a pulpa la manzana y añádale la leche y la miel. Está indicada para manos estropeadas.

MASCARILLA DE PAPA Y MIEL

Papa mediana guisada	1
Leche	2 cucharadas
Miel de abejas	2 cucharadas

Haga un puré espeso con la papa «escachada», la leche y la miel, hasta tener una pasta uniforme. Aplíquesela en las manos dándose fricciones y déjela actuar durante unos treinta minutos. Luego, aclare con agua tibia. Suaviza las manos ásperas.

ALMENDRAS MOLIDAS
Sirven de suavizante para las manos ásperas. Simplemente frótese con ellas.

EXFOLIANTE PARA LAS MANOS
Mezcle 2 cucharadas de yogur con el zumo de un limón.

PARA LAS UÑAS

ACEITES Y CREMAS

ACEITE NUTRITIVO

Yema de huevo	1
Aceite de ricino	1 cucharada
Sal marina	1 cucharada
Miel de abejas	2 cucharaditas
Aceite de germen de trigo	2 cucharaditas

Mezcle bien todos los ingredientes y enváselo en un frasquito con pincel. Utilícelo por la noche, tres veces a la semana.

ACEITE DE UÑAS 

Aceite de soja	2 cucharaditas
Aceite de aguacate	1 cucharadita
Aceite de ricino	1 cucharadita

Mezcle durante 2 minutos y enváselo en un frasquito con pincel. Para usarlo, elimine con un cepillo de uñas la grasa y suciedad de las mismas, extienda una fina capa de aceite sobre la uña y déjela actuar. No aplique laca de uñas. Se recomienda usar una vez por semana. Dura unos 6 meses.

CREMA RESTAURADORA

Yema de huevo	1
Miel	1 cucharada
Aceite de aguacate	1 cucharada
Sal marina	una pizca

Mézclelo todo batiendo hasta obtener una crema homogénea. Frote en las uñas y déjela 30 minutos. Aclare con agua.

ENDURECEDORES

<u>ENDURECEDOR DE AGUA DE ROSAS</u>

Agua de rosas	7 cucharadas
Alumbre	5 gramos
Ácido láctico	1 gramo

Mezcle en un recipiente pequeño, removiendo hasta que adquiera una tonalidad clara. Enváselo en un frasquito con pincel. Para usarlo, quite con un cepillo de uñas la grasa y suciedad de las mismas, extienda una fina capa sobre la uña y déjela actuar. Dura unos 6 meses.

<u>ENDURECEDOR DE ACEITE</u>

Bañe las uñas con un poco de aceite de oliva, o de almendras, templado antes de acostarse. O mejor sumérjalas por completo.

<u>ENDURECEDOR DE ACEITE Y LIMÓN</u>

Mezcle aceite de oliva tibio con zumo de limón a partes iguales y aplique con un masaje durante un cuarto de hora. También puede usar aceite de almendras dulces en lugar del de oliva. Procure que la mezcla no esté caliente, sino tibia.

<u>ENDURECEDOR AL LIMÓN</u>

1º) Corte un limón por la mitad, meta las uñas en la pulpa y espere un ratito. Luego, déjelas secar. Repita esta operación de vez en cuando para fortalecer las uñas.

2º) También puede usarse el jugo de limón, aplicado directamente. Repita todos los días.

3º) La cáscara de limón, frotada, limpia las uñas, las fortalece y les da buen color.

<u>ENDURECEDOR DE RICINO</u>

1º)

Aceite de ricino	½ vasito
Jugo de limón	unas gotas

Mézclelos en un bol y sumerja las uñas durante unos minutos. Repita diariamente hasta tener la dureza deseada en las uñas.

2º)

Aceite de ricino	1 cucharada
Glicerina	1 cucharada

Mezcle y frótese los dedos y las cutículas con la mezcla.

<u>ENDURECEDOR DE YODO Y AJO</u>
Añada 2 gotas de yodo y un diente de ajo machacado en el frasco del brillo de uñas. Agite bien y use normalmente.

<u>INFUSIONES ENDURECEDORAS</u>
Prepare una infusión fuerte de eneldo o de cola de caballo y moje en ella las uñas.

<u>PARA UÑAS ESPECIALMENTE QUEBRADIZAS</u>
Bañe las uñas por la noche en una infusión de corteza de roble. Luego aplique una crema de lanolina.

<u>PARA UÑAS MUY BLANDAS</u>
Mezcle alumbre con aceite de almendras dulces, usando dos partes de aceite por cada una de alumbre. Friccione todas las noches.

<u>VINAGRE PARA ENDURECER</u>
Moje las uñas con vinagre de sidra, sin diluir, para endurecerlas.

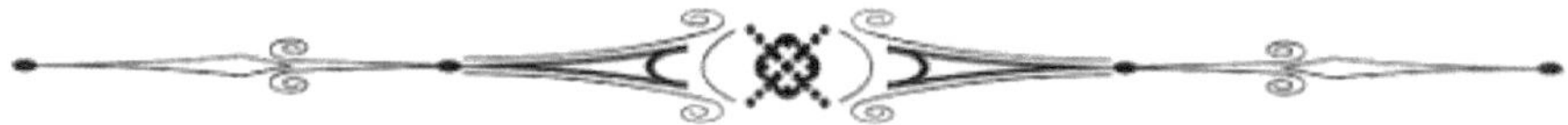

ABLANDADORES DE CUTÍCULA

<u>CREMA DE LANOLINA</u>

Vaselina blanca	8 cucharadas
Lanolina	2 cucharaditas
Cera virgen de abejas	una pizca

Caliéntelo todo al baño María removiendo continuamente hasta que se mezcle bien. Retire del fuego y siga removiendo hasta que se haya enfriado.

<u>CREMA DE PIÑA</u>

Jugo de piña tropical	2 cucharadas
Yema de huevo	1
Vinagre de sidra	1 cucharadita

Bátalo todo y aplique la crema sobre las uñas. Dese un suave masaje y luego deje secar unos treinta minutos. Enjuague con agua tibia. Puede usar jugo de papaya en lugar de la piña.

ANTES DEL MAQUILLAJE DE UÑAS

<u>ELIMINAR LAS MANCHAS DE LA S UÑAS</u>

Los esmaltes de uñas, sobre todo si son de mala calidad, pueden dejar las uñas manchadas de amarillo por restos del pigmento. Para eliminarlas, deje las uñas en remojo en agua tibia con limón.

<u>BLANQUEAR LAS UÑAS</u>

Lo primero es descartar la presencia de hongos como causa del color amarillento.. si tiene dudas o certeza de hongos, no prosiga y aplique un tratamientos, mejor si es prescrito por un podólogo. Si no es el caso, aplique una mezcla de agua y bicarbonato con la ayuda de un pincel. Deje actuar durante dos horas, luego sumerja las uñas en una mezcla formada por el zumo de dos limones con 1 o 2 cucharadas de aceite de oliva durante 10 minutos.

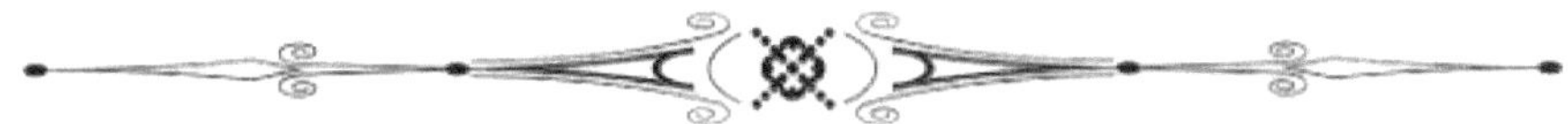

MAQUILLAJE DE UÑAS

<u>MAQUILLAJE DE HENNA</u>

Prepare una pasta de henna con agua caliente y aplíquela con un pincel. Déjela 30 minutos y luego pase una gamuza para pulir bien. Este color no es permanente, desaparece algunos días después y no debe quitarse con acetona.

<u>MAQUILLAJE ROSA</u>

Ponga a macerar pie de paloma en 6 cucharadas aceite de oliva. Déjelo 15 días y luego escúrralo bien. Derrita una cucharada de cera de abejas, añádale el aceite de la maceración y caliente hasta que se mezcle bien. Si lo desea, puede añadir unas gotas de esencia de rosas. Deje enfriar y envase la mezcla.

Para aplicarla, frote las uñas con la mezcla directamente. Deje secar 15 minutos y luego pase una gamuza para pulir las uñas.

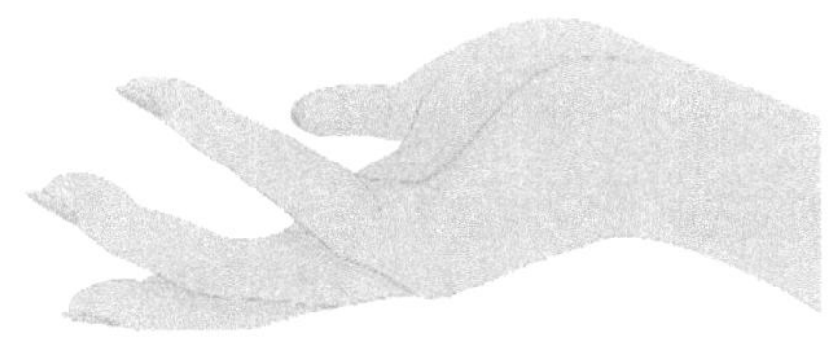

PARA LOS PIES

CONTRA CALLOS Y DUREZAS

ANTIDUREZAS DE AGUACATE

Coja la cáscara de un aguacate, sin la carne, y ponga la parte de dentro en contacto con las zonas endurecidas. Es normal que haya un ligero escozor. Manténgalo un cierto tiempo y luego frote los restos del aceite de aguacate que quedan en la piel. Sirve también para codos y rodillas.

ANTIDUREZAS DE HIEDRA Y AJOS

Hojas de hiedra	4
Cabeza de ajo	1

Trocee las hojas de hiedra, sin rabitos, y añada el ajo picado. Macháquelo en un mortero. Unte una gasa con la pasta para formar una cataplasma que se colocará sobre el callo o dureza. Manténgala un día entero en contacto con la zona afectada, luego renuévela al día siguiente, y así hasta que desaparezca el callo.

ANTIDUREZAS DE YOGUR

Yogur natural	2 cucharadas
Vinagre de sidra	1 cucharada

Mezcle y aplique sobre la zona afectada, dando masaje durante unos diez minutos. Limpie y seque los pies y luego puede darles un baño como los que se indican en la sección «Para unos pies felices», o una crema como la de manteca de cacao, que viene más adelante.

BAÑOS DE AVENA

Copos de avena	2 tazas
Bicarbonato de sodio	1 taza
Agua	4 litros

Ponga la avena en el agua, en frío, y haga hervir la mezcla durante cinco minutos. Deje enfriar hasta que la temperatura sea aceptable para el baño. Agregue el bicarbonato y remueva bien. Mantenga los pies sumergidos en la mezcla unos treinta minutos.

CALLICIDA DE CEBOLLA O AJO

Caliente una cebolla pequeña, o un diente de ajo y aplíquelo directamente sobre el callo o callosidad mientras esté aún caliente. Cúbralo con un vendaje suave y déjelo actuar. Esta fórmula puede combinarse con la siguiente, con mejores resultados.

CALLICIDA DE HIERBAS

Prepare una infusión de consuelda mayor y salvia, o de otras hierbas, y aplique como fomentos calientes. Luego conviene que use la fórmula anterior. En pocos días se ablanda la piel dañada y podrá eliminarla fácilmente.

CÚRCUMA PARA TALONES AGRIETADOS

Mezcle bien una cucharadita de aceite de coco con 1 cucharada de cúrcuma en polvo. Aplique la pasta resultante sobre los talones agrietados durante 10 minutos, después lave y frote con piedra pómez. Para terminar, aplique un tratamiento hidratante para los pies.

CREMA DE MANTECA DE CACAO

Manteca de cacao	2 cucharadas
Raíz de malvavisco	2 cucharadas
Aceite de germen de trigo	1 cucharada
Cera de abejas	2 cucharadas

Derrita la manteca y la cera al baño María, añada los demás ingredientes y deje enfriar.

LECHE PARA LOS TALONES ÁSPEROS

Ponga diariamente los pies en remojo en agua caliente con jabón. Luego, frote el talón con piedra pómez y aplique luego algún aceite o crema. Con este tratamiento se eliminan las partes más duras, antes de pasar al baño de leche. Cuando hayan pasado algunos días, bastará con un baño de agua con un poco de leche. Deje secar los pies sin aclarar.

DESODORANTES PARA LOS PIES

BAÑO DESODORANTE 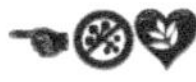
1°)

Angélica	1 cucharada
Menta	1 cucharada
Salvia	1 cucharada
Romero	1 cucharada
Bayas de enebro	1 cucharada
Agua destilada	2 tazas

Ponga a calentar el agua y cuando hierva añada todas las hierbas. Tape y deje reposar por una hora. Cuélelo, enváselo y guárdelo en la nevera. Para usarlo, ponga una taza en una palangana y añada agua tibia hasta cubrir los pies. Manténgalos sumergidos veinte minutos.

2º) Haga una mezcla a partes iguales de romero, salvia y lavanda. Prepare una infusión de 4 cucharadas de la mezcla por cada litro de agua y añádala al agua de la bañera. Mantenga los pies sumergidos durante 10 minutos para que haga su efecto.

CREMA DESODORANTE

Agua destilada	4 cucharadas
Hojas de salvia	2 cucharaditas
Cera virgen de abeja	4 gramos
Manteca de cacao	6 gramos
Ácido esteárico	5 gramos
Aceite de soja	2 cucharadas
Aceite de almendras	1 cucharada
Bórax	Una pizca
Esencia de salvia	2 gotas

Ponga en un recipiente la cera, la manteca, el ácido esteárico y los aceites, calentando al baño María hasta que se licúe y adquiera una tonalidad clara. Mientras tanto prepare un extracto con el agua y las hojas de salvia; use 2 cucharadas y media del mismo para disolver el bórax. Retire del baño María y añada el extracto con el bórax. Mezcle con la batidora de mano hasta obtener un líquido lechoso, al que añadirá la esencia de salvia. Continúe batiendo hasta que espese la crema, reduzca entonces la velocidad y siga batiendo hasta que enfríe. Envásela en un tarro y guárdela en la nevera. Se conserva 12 semanas. Puede añadir, mientras se bate a poca velocidad, 4 gotas de esencia de romero para potenciar el riego sanguíneo.

LOCIÓN DESODORANTE

Tintura de yodo	1 vasito
Extracto de clorofila	3 vasitos
Agua destilada	3 vasitos

Mezcle los ingredientes y guárdelos en un envase de vidrio opaco con tapa también de vidrio, o de plástico (el metal se oxida con el yodo). Unte con el producto las plantas de los pies dos veces al día, y déjelo secar antes de ponerse medias o calcetines, para evitar que se manchen.

POLVO DESODORANTE

Ácido bórico	1 cucharada
Talco	1 cucharada

Mezcle y ponga una pequeña cantidad sobre los pies y también en el interior de los zapatos.

PARA UNOS PIES FELICES

ACEITE DE MASAJE

Aceite de sésamo	5 cucharadas
Aceite de clavo	6 gotas

Mezcle los aceites y enváselo. Úselo después de lavarse los pies, para darse masajes.

BAÑO DE EUCALIPTO

Hojas de eucalipto	100 gramos
Bicarbonato	50 gramos
Agua	3 litros

Ponga las hojas de eucalipto en una bolsita de tela de lino, algodón u otro material poroso y colóquela sumergida en el agua fría. A continuación, hágala hervir diez minutos. Déjela en reposo hasta que la temperatura sea la adecuada para el baño, y agregue el bicarbonato.

BAÑO RELAJANTE

En una palangana coloque dos puñados de hojas de ortiga, lavanda o cola de caballo. Añada agua hirviendo y déjelo unos minutos para que se haga la infusión. Meta los pies tan pronto como pueda soportar la temperatura. Si tiene los pies doloridos, añada sal marina. También puede alternar un baño de dos minutos en agua fría con diez minutos en este baño.

BAÑO DE SAL

Use agua lo más caliente que pueda soportar (de 35º a 40º) y añada un buen puñado de sal. Alivia los pies cansados y estimula la circulación. Puede combinarlo con otro baño de agua fría, pasando alternativamente del agua fría a la caliente, y terminando con la fría.

BAÑO DE TORONJIL

Para pies hinchados después de una larga caminata. Use dos puñados de toronjil en el agua, y lávese con ella los pies.

CONTRA LAS ROZADURAS

Para las rozaduras que a veces producen los zapatos nuevos, aplique en la zona del pie afectada la piel del interior de la cáscara de huevo, sujetándola con una gasa, tirita o esparadrapo.

EXFOLIANTE PARA LOS PIES

Utilice un aguacate y un yogur natural. Mézclelos hasta formar una crema uniforme y extiéndalos en la planta del pie. Cubra con con papel film, o en su defecto con una bolsa durante unos veinte minutos.
Lave bien con un jabón suave.

MÁSCARA PARA PIES HINCHADOS

Use arcilla verde, en polvo o en pasta, mezclada con agua, para reducir la hinchazón de los pies.

MEZCLA CALMANTE DE HIERBAS 

Menta	7 cucharadas
Manzanilla	5 cucharadas
Orégano	5 cucharadas
Romero	4 cucharadas
Tomillo	3 cucharadas

Pique finamente todas las hierbas, mézclelas bien y guárdelas en un frasco hermético. Para curar los pies doloridos, ponga tres cucharadas de la mezcla en 2 litros de agua hirviendo. Tape y déjelo a fuego lento cinco minutos. A continuación debe reposar 20 minutos. Cuélelo y ponga el líquido en una palangana. Déjelo enfriar hasta que la temperatura sea adecuada y sumerja entonces los pies, manteniéndolos sumergidos hasta que se le haya pasado el dolor. Séquelos al aire, dando unos golpecitos suaves.

POLVO REFRESCANTE

Mentol	½ cucharadita
Extracto de avellano	1 cucharadita
Talco	½ taza
Ácido bórico	1 cucharadita

Disuelva el mentol en el extracto de avellano y mezcle con el ácido bórico y el talco. Escurra bien y sacúdalo sobre un colador un par de veces. Aplíquelo sobre los pies.

<u>TRATAMIENTO HIDRATANTE PARA LOS PIES</u>
Para los pies agrietados, utilice manteca vegetal o de cerdo o de vaca, tibia,
Si hay descamación, primero exfoliar con azúcar y jabón neutro o con arcilla; luego aplicar la manteca tibia.
Mantener cubiertos durante el día siempre que sea posible.

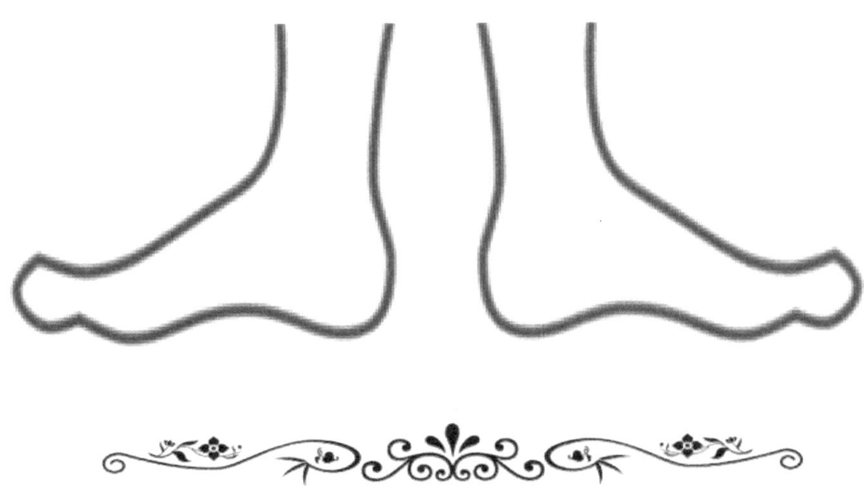

PARA BOCA Y DIENTES

PARA LOS DIENTES

<u>PASTA DE DIENTES</u>

Carbonato de calcio	150 gramos
Glicerina	½ taza
Talco	25 gramos
Esencia de menta	2 cucharaditas
Agua destilada	suficiente para enjuagar
Alcohol de 96°	suficiente para enjuagar

Necesita disponer de un tubo vacío de pasta de dientes, que por supuesto deberá estar en buen estado. Ábralo por la parte inferior y límpielo perfectamente con agua y jabón. Una vez limpio, enjuáguelo con agua destilada y resérvelo aparte. Coja un mortero y límpielo bien con agua y jabón (no importa que usted pueda asegurar que ya estaba limpio, siempre es mejor lavarlo de nuevo). Enjuáguelo con agua destilada y luego vuelva a enjuagarlo, esta vez con el alcohol. Asegúrese de que se evapora todo el alcohol y ya puede mezclar los ingredientes.

Deposite el carbonato, la glicerina, el talco y la esencia de menta en el mortero recién limpio, seco y desinfectado y mézclelo todo hasta tener una pasta homogénea. Llene el tubo que limpió al principio con esta pasta, ciérrelo bien, evitando las burbujas de aire. Al terminar, cierre bien el tubo doblando la parte abierta y ya está lista la pasta de dientes. Si prefiere otro sabor, sustituya la esencia de menta por otra a su gusto.

<u>CÁSCARA DE LIMÓN</u>

Utilice la cáscara de limón para frotarse los dientes. Después, no olvide enjuagarse bien la boca con agua. Limpia, blanquea y elimina el sarro.

<u>DENTÍFRICO DE SAL</u>

La sal puede usarse como dentífrico. Haga una pasta y limpie con ella los dientes; luego enjuáguese bien la boca con agua.

<u>ENJUAGUE BUCAL DE BICARBONATO</u>

Mezcle media cucharada de bicarbonato de sodio con un vaso de agua. Enjuague con esta mezcla la boca para la higiene bucal. Previene la caries hasta cierto punto. También puede usarse para hacer gárgaras e incluso para limpiar las prótesis dentales.

<u>FRESÓN</u>
Aplaste un fresón contra los dientes y frótese con él. Limpia la boca y la deja fresca.

<u>MANZANA</u>
Masticar manzana como postre es también una forma de limpiarse los dientes. También puede enjuagarse con su jugo.

<u>PARA BLANQUEAR LOS DIENTES</u>
1º)

Hojas frescas de salvia	2 cucharadas
Sal marina	2 cucharadas

En un mortero machaque ambos ingredientes hasta obtener un polvo fino. Coloque luego la mezcla en un horno a temperatura moderada, hasta que la pasta se seque y espese. Triture de nuevo esta pasta en el mortero, y guarde el polvo así obtenido en un frasco hermético de poca altura. Además de blanquear, elimina el sarro y deja el aliento fresco.

2º) Cepíllese los dientes con polvo de tomillo.

3º) También puede blanquear los dientes con carbón de berenjena. Para prepararlo, ponga la berenjena en un asador hasta que se queme por completo.

<u>PASTA DE ALCANFOR</u>

Alcanfor en polvo	2 cucharaditas
Azúcar blanca	2 cucharaditas
Almendras molidas	1 cucharada
Agua destilada	1 taza

En un mortero machaque el alcanfor y el azúcar hasta un polvo fino. Pique bien las almendras y mézclelo todo, junto con el agua, hasta obtener una pasta.

<u>PASTA DE LIRIO FLORENTINO</u>

Gel de membrillo	½ cucharada
Aceite de menta diluido	2 cucharaditas
Raíz de lirio florentino en polvo	1 cucharada

A falta de aceite de menta, puede servir cualquier aceite vegetal suave, como los de millo o girasol. Mézclelo todo hasta obtener una pasta. Guárdelo en un frasco con tapa hermética, en un lugar fresco.

| Levadura en polvo | 2 cucharadas |
| Sal gruesa | 2 cucharadas |

Mezcle los ingredientes y enváselos en un frasco con tapa de rosca. Esta mezcla es adecuada para las encías delicadas, y para usarla disuelva una cucharadita en medio vaso de agua.

PARA EL ALIENTO

<u>ENJUAGUE DE ESPECIAS</u>

1º)

Anís	4 cucharadas
Canela molida	1 cucharada
Clavo molido	2 cucharaditas
Alcohol de 80º	2 tazas
Licor de pipermín	10 gotas

Machaque en un mortero los clavos, el anís y la canela. Añada el alcohol y déjelo macerar por dos semanas. Luego, cuélelo y agregue el pipermín. Como es muy concentrado, use tan solo unas gotas de este enjuague, vertiéndolas en un vaso de agua.

2º)

Clavo molido	2 cucharadas
Nuez moscada	2 cucharadas
Canela molida	1 cucharada
Semillas de alcaravea	1 cucharada
Jerez	1 taza
Licor de lavanda o de pipermín	10 gotas

Machaque en un mortero los clavos, la nuez moscada, la canela y las semillas de alcaravea. Añada el jerez. Déjelo en maceración 3 ó 4 días y agregue entonces el licor de lavanda o pipermín. Al igual que el anterior, este preparado debe usarlo diluido en agua.

<u>ENEBRO</u>

Masticar de una a tres bayas de enebro antes de las comidas principales ayuda a combatir el mal aliento: combate las bacterias responsables de la halitosis.

ENJUAGUE DE MENTA

Prepare una infusión suave de menta. Cuélela, envásela, y guárdela en la nevera. De paso, puede aprovecharla también como bebida refrescante.

ENJUAGUE DE MENTA Y ROMERO

1º)

Menta	2 cucharaditas
Romero	2 cucharaditas
Agua destilada	1 taza
Tintura de mirra	1 cucharadita

Ponga el agua a hervir y añádala sobre la menta y el romero. Tape y deje reposar unos diez minutos. Cuele la infusión y añádela la mirra cuando ya esté fría.

2º) Prepare una infusión a base de un poco de anís, un poco de menta y otro de romero. Filtre y envásela. Enjuague con ella la boca.

MENTA REFRESCANTE

Para combatir sequedad de boca, que es una de las causas del mal aliento, beba menta en solitario o con zumo de limón.

ENJUAGUE DE RATANIA PARA LAS ENCÍAS

Raíces de ratania	50 gramos
Menta	25 gramos
Canela en rama	20 gramos
Clavos	10 gramos
Alcohol de 96º	1 vasito
Agua destilada	1 ½ vasitos
Licor de pipermín	10 gotas

Ponga a macerar la ratania, la menta, la canela y los clavos con el alcohol y el agua cubriéndolos bien. Déjelos diez días y luego cuélelo. Añada las gotas de pipermín y agregue agua destilada hasta completar el medio litro (dos tazas) de enjuague. Utilícelo después de cada comida para enjuagarse bien las encías.

AGUA DE LAVANDA

Puede usarla como enjuague bucal. Tradicionalmente se le ha considerado protectora de dientes y encías.

<u>PARA HACER GÁRGARAS</u>
Añada un poco de vinagre al agua y haga gárgaras.

<u>PASTILLAS PARA REFRESCAR EL ALIENTO</u>

Flores de lavanda	7 gramos
Azúcar glaseada	20 gramos
Clara de huevo	1

Bata juntos todos los ingredientes hasta tener una pasta moldeable. Haga las pastillas amasando en forma de bolas pequeñas, y déjelas secar y endurecer en un sitio seco. Son deliciosas y dejan fresco el aliento.

<u>TÉ DE ROCA</u>
Para combatir el mal aliento prepare una infusión de menta, té de roca y tomillo a partes iguales. Se recomienda tanto beberla como usarle para sus enjuagues, después del lavado de los dientes.
Desinfecta la boca, protege las encías y refresca el aliento.

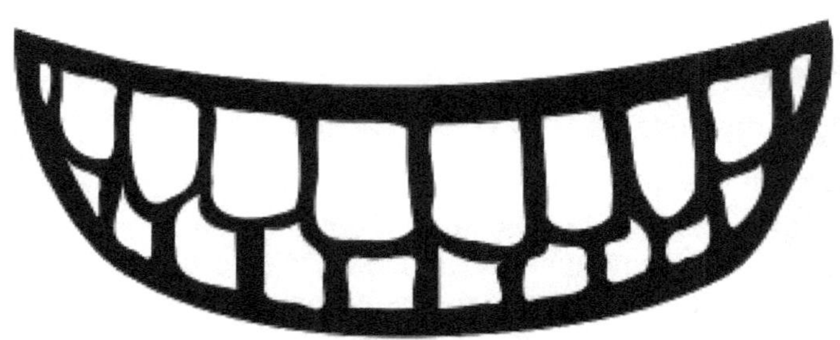

PARA LOS LABIOS

MAQUILLAJE DE LABIOS

ABRILLANTADOR DE RICINO

Lanolina	5 cucharadas
Aceite de ricino	½ cucharada
Aceite de lavanda	½ cucharada

Mézclelo todo y enváselo. Aplíquelo con un pincel.

BRILLO

Manteca de cacao	6 cucharadas
Cera virgen de abejas	1 cucharadita

Derrita la cera al baño María y mézclela con la manteca. Remuévala bien hasta que tenga consistencia líquida, y envásela en un recipiente resistente al calor. Aplíquela líquida con un pincel. También puede vaciarla en un molde pequeño, con forma de barra, si puede conseguirlo.

MAQUILLAJE DE LABIOS

Raíz de palomilla de los tintes	2 cucharaditas
Aceite de sésamo o aceite de germen de trigo	½ taza
Manteca de cacao	2 cucharadas

Ponga a macerar la raíz de palomilla en el aceite hasta dos semanas como máximo (menos tiempo si desea menos color). Derrita la manteca de cacao lentamente y añada el aceite escurrido anterior. Bátalo bien y enváselo en un frasquito. Aplíquelo con un pincel para obtener un rojo de labios moderado.

ROJO DE LABIOS

Haga una infusión de flores de hibisco en agua de rosas. Aparte, caliente un poco de raíz de palomilla de los tintes en aceite de coco hasta lograr un rojo intenso. Escurra la infusión y el aceite y mézclelos. Añada media cucharada de manteca de cacao. Bátalo bien y enváselo cuando se haya enfriado. Si desea un rojo aún más vivo, añada flores de malva oscuras al aceite de coco y déjelo más tiempo en maceración.

PROTECCIÓN LABIAL

CREMA DE ACEITE DE COCO

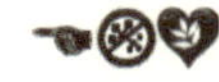

Aceite de coco	2 cucharaditas
Manteca de cacao	1 cucharadita
Aceite de calabaza	1 cucharadita

Caliente al baño María la manteca de cacao hasta que se funda. Añada inmediatamente los aceites y remueva bien. Mientras permanece líquida, vacíe la mezcla en un molde pequeño, con forma de barra. Esta crema es adecuada para suavizar los labios resecos.

ELIMINAR PELLEJOS

Para eliminar esas pieles sueltas que afean los labios, frote un poco de azúcar y aceite, aplicando la mezcla con un bastoncillo de algodón y con movimientos circulares.

HIDRATANTE PARA LOS LABIOS

Corte un grano de uva (mejor si es negra) por la mitad. Pase la pulpa por los labios durante 5 minutos y luego retírela con agua tibia. Es posible que se desprendan trocitos de piel seca, por su efecto exfoliante. Repitiéndolo a diario logrará unos labios suaves e hidratados.

MIEL PARA LABIOS CUARTEADOS

1º)

Miel de abejas	2 cucharadas
Agua de lavanda	5 gotas

Mezcle la miel líquida con el agua de lavanda y enváselo. Aplíqueselo en los labios todas las noches, un poco antes de dormir.

2º) También puede ser eficaz un masaje diario con la miel de abejas pura.

PROTECTOR PARA LABIOS AGRIETADOS

1º)

Cera virgen de abejas	2 cucharadas
Aceite de almendras	2 cucharadas

Caliente la mezcla al baño María hasta que la cera se funda. Remuévala bien y envásela en un recipiente resistente al calor. Aplíquela líquida con un pincel. También puede vaciarla en un molde pequeño, con forma de barra, si puede conseguirlo, o en un molde rectangular plano, que podrá cortar cuando esté sólido.

2º)

Cera virgen de abejas	1 cucharada
Aceite de albaricoque	1 cucharada
Alcanfor	½ cucharadita

Se elabora y aplica igual que la fórmula anterior.

NATA PARA LABIOS CUARTEADOS
Aplique un poco de nata fresca para hidratar los labios agrietados por el frío o la nieve.

YOGUR CON LIMÓN
Mezcle un yogur natural con unas gotas de limón. Aplíquelo para suavizar los labios resecos.

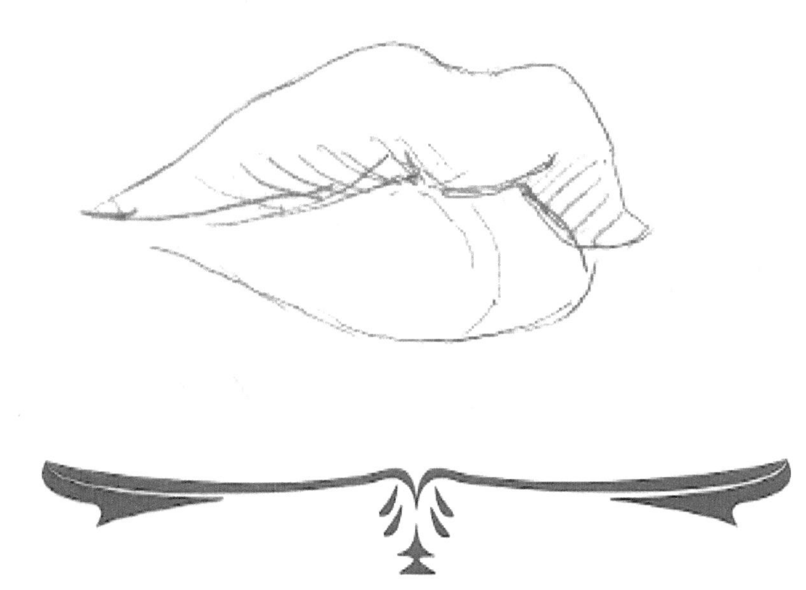

PARA LOS OJOS

PARA BORRAR LAS HUELLAS DEL CAN-SANCIO

ACEITE ANTIOJERAS

Pétalos de rosas	un puñado
Aceite de almendras dulces	cantidad suficiente

Ponga los pétalos en un frasco pequeño y cubra con el aceite. Déjelo reposar al menos un día. Para aplicarlo, cuélela con un paño y aplique con algodón alrededor de los ojos.

COMPRESAS DE SAL

Disuelva un puñado de sal gruesa en agua caliente. Compruebe que está a una temperatura soportable, y aplíquela en forma de compresas sobre los ojos de 5 a 10 minutos. Reduce la hinchazón de las bolsas de ojos. También sirve contra los párpados enrojecidos o irritados.

COMPRESAS DE TÉ

Prepare una infusión de té negro y aplíquela en compresas para combatir los párpados enrojecidos o irritados. Si lo prefiere, puede usar dos bolsitas de té: las mete en agua fría durante unos minutos hasta que se hayan hinchado bien con el agua; entonces las escurre y utiliza como compresas.

CREMA ANTIOJERAS

Aceite de almendras	2 cucharaditas
Lanolina	1 cucharada
Aceite de albaricoque	2 cucharaditas
Aceite de germen de trigo	2 cucharaditas

Derrita la lanolina en una cacerola pequeña y añada luego los aceites. Envásela y úsela cuando sea preciso, aplicando masaje en las ojeras. Es muy importante recordar que no debe estirar la piel alrededor de los ojos; en vez de eso, aplique la crema mediante toques suaves con la yema de los dedos.

CREMA DE TÉ VERDE

Prepare una infusión con una cucharadita de té verde en medio vaso de agua. Cuando se enfríe, filtre y añada dos cucharadas de yogur natural entero y mezcle bien. Déjelo en la nevera una hora como mínimo, pues se aplica frío. Aplíquelo desde el centro del ojo hacia el exterior,

extendiendo la mezcla con el dedo anular (el menos fuerte), dando pequeños toques y sin arrastrar.
Combate la retención de líquidos de los ojos hinchados.

EUFRASIA
Prepare una infusión bien cargada de eufrasia y déjela en la nevera. Aplíquela fría en lavados o compresas para refrescar los ojos cansados.

LAVADOS DE HINOJO

Semillas de hinojo	2 cucharaditas
Agua destilada	1 taza

Ponga a cocer las semillas en el agua durante tres minutos. Deje reposar otros diez minutos y cuélelo. Haga lavados oculares, con un vasito estrecho tres veces al día. Aplique también unas gotas en el ojo al levantarse y antes de acostarse. En compresas tibias alivia los ojos fatigados.

LAVADOS DE MANZANILLA

Manzanilla	una pizca
Agua destilada	1 vasito

Prepare una infusión con el agua y la manzanilla, cuélela y déjela enfriar. Aplique en el ojo en forma de lavado con un vasito estrecho. También puede usar compresas con algodones, teniendo cuidado de no usar el mismo algodón en uno y en otro ojo, pues con ello pueden contagiarse. Es muy adecuado para conjuntivitis y orzuelos y lo mejor para los ojos, sin ninguna duda, pues los suaviza, limpia, descansa y reduce la hinchazón.

LAVADOS CON PEREJIL
Haga una infusión suave con unas ramitas de perejil y déjela enfriar un poco. Aplíquela tibia en forma de compresas para aliviar los ojos cansados. También resulta efectiva para reducir las bolsas de ojos, aplicando durante unos minutos las compresas algo más caliente, sin que lleguen a quemar.

LECHE
Aplique leche fría después de cualquiera de los tratamientos anteriores, para tener unos ojos más bellos. Es tonificante y nutritiva.

MASCARILLA DE MANZANA REINETA

Manzana reineta («*golden*»)	1
Agua destilada	2 tazas

Lave la manzana y trocéela bien. Hiérvala con el agua hasta que esté blanda. Filtre y deje enfriar. Aplique la pulpa en abundancia sobre los ojos cerrados y alrededor. Déjela unos veinte minutos para calmar los ojos enrojecidos y párpados inflamados.

PAPAS CONTRA LAS OJERAS
Aplique ralladuras de papa, previamente pelada, directamente sobre el contorno de los ojos y sobre los párpados. Debe permanecer tumbada con los pies en alto y mantener las ralladuras unos veinte minutos. Luego salpique los ojos con agua fresca. Si lo prefiere, coloque las ralladuras de papa en una tela suave y aplíquelas del mismo modo.

PARA REDUCIR LAS HINCHAZÓN DE BOLSAS DE OJOS
1º) Use rodajas de papa frescas.

2º)

Hojas de hamamelis	1 cucharada
Agua destilada	1 taza

Prepare una infusión colocando las hojas de hamamelis en un tarro y vertiendo sobre ellas el agua hirviendo. Deje reposar ocho minutos y cuele el líquido. Debe conservarlo en la nevera, o mejor en el congelador durante un buen rato, hasta que esté casi helado. Aplíquelo así, bien frío, sobre los ojos por medio de algodones o gasas esterilizadas.

3º) Aplique un trozo de carne fresca y sangrante.

4º)

Hojas de avellano	1 cucharada
Agua destilada	1 taza

Prepare una infusión colocando las hojas de avellano en un tarro y vertiendo sobre ellas el agua hirviendo. Deje reposar ocho minutos y cuele el líquido. Debe conservarlo en la nevera, o mejor en el congelador durante un buen rato, hasta que esté casi helado. Aplíquelo así, bien frío, mediante compresas de algodón.

PEPINO
1º) Para refrescar los ojos enrojecidos, coloque dos rodajas de pepino recién cortadas sobre los ojos. Permanezca tumbada algunos minutos para notar cómo se refrescan los ojos.

2º) Contra las arrugas, por ejemplo las patas de gallo, aplíquese el mismo tratamiento durante unos quince minutos.

3º) Puede asimismo usar el jugo de un pepino mediano, aplicado en forma de compresas, con iguales resultados.

<u>TRATAMIENTO «COMPLETO»</u>
Utilice una infusión fresca de manzanilla, otra con extracto de avellano, una tercera de hierbaluisa y un poco de zumo de pepino. Moje dos algodones en la manzanilla y aplíquelos en los ojos. Realice la misma operación con el avellano, luego con la hierbaluisa y después con el pepino. Verá como desaparece casi de inmediato todo signo de fatiga, ojeras y bolsas en los ojos.

<u>VINAGRE DE REGALIZ PARA LAS OJERAS Y OJOS ENROJECIDOS</u>

Vino blanco	1 litro
Espaguetis crudos	2
Palo de regaliz	5 a 10 palitos

Sumerja en el vino blanco los dos espaguetis dejándolos un día entero sin tapar. Obtendrá así vinagre; retire los espaguetis y a continuación añada los palitos de regaliz. Pasados 15 días puede usarse durante un año, manteniendo el regaliz dentro del envase. Moje un algodón o gasa y aplíquelo durante 15 minutos.

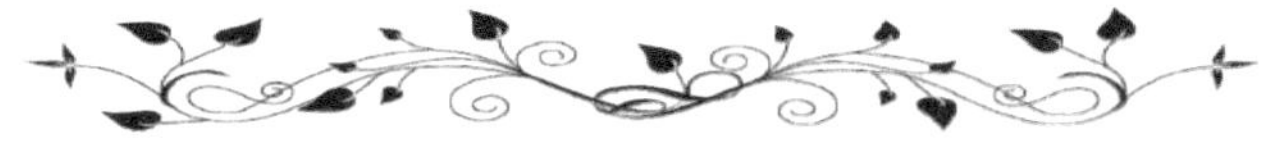

PARA REJUVENECER LA CARA

<u>ACEITE ANTI-PATAS DE GALLO</u>

Aceite de soja	1 cucharada
Aceite de almendras	1 cucharada
Aceite de aguacate	2 cucharaditas

Mézclelo todo bien (durante un minuto aproximadamente) y enváselo. Dura unos 6 meses. Para usarlo, ponga en la yema del dedo 2 gotas del aceite y aplíquelo con un suave masaje sobre la zona de piel que rodea los ojos, previamente limpiada.

<u>ACEITE DE MANZANILLA</u>

Aceite de soja	2 cucharadas
Aceite de germen de trigo	1 cucharada
Aceite de almendras	1 cucharada
Flores secas de manzanilla	1 ½ cucharadas

Prepare un macerado con todos los ingredientes. Transcurridas 3 semanas, cuélelo y enváselo. Dura unos 6 meses. Para usarlo, ponga en la yema del dedo 2 gotas del aceite y aplíquelo con un suave masaje sobre la zona de piel que rodea los ojos, previamente limpiada.

<u>MASCARILLA DE QUESO FRESCO</u>

Queso fresco de oveja	3 cucharadas
Miel de abejas	1 cucharada

Aplíquela sobre los párpados, dejándola actuar media hora.

<u>MIGAS CONTRA LAS PATAS DE GALLO</u>
Remoje migas de pan en leche. Añada unas gotas de aceite de almendras dulces y envuelva esta pasta en gasas, aplicando caliente sobre los ojos cerrados durante un cuarto de hora o veinte minutos.

<u>TONIFICANTE</u>
Aplique hojas de consuelda mayor en compresas y luego aceite de germen de trigo.

<u>TRATAMIENTO CONTRA LAS PATAS DE GALLO</u>

Siempreviva	2 cucharaditas
Miel de abejas	2 cucharaditas
Manzanilla	2 cucharaditas
Aceite de almendras	2 gotas
Agua destilada	2 tazas

Este tratamiento combate las arrugas de los ojos, especialmente las *«patas de gallo»*. Empiece por la mañana, preparando una infusión de siempreviva (con una taza de agua) y cuando esté ya tibia aplíquela sobre los ojos con ligeros toques. Déjela secar. Unas dos horas más tarde, caliente ligeramente la miel y mézclela con el aceite de almendras. Aunque aún no es necesaria, es una buena idea preparar ahora la infusión de manzanilla (con la otra taza de agua), de forma que esté ya fría cuando la necesite. Aplique el preparado de aceite y miel sobre los párpados y el contorno del ojo, procurando que no entre en el interior del ojo. Manténgalo por un cuarto de hora, en posición acostada. Limpie con un algodón empapado en la infusión de manzanilla, que previamente habrá preparado.

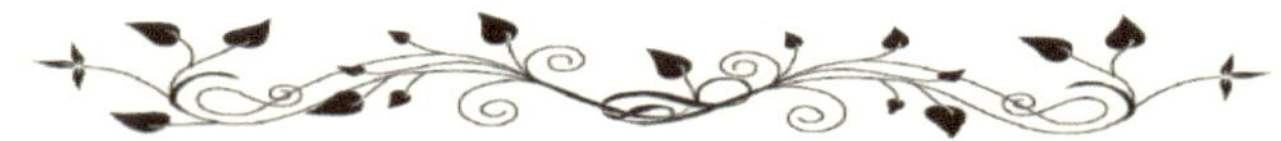

PARA ESTAR MÁS BELLA

<u>BASE DE MAQUILLAJE CON CLARA Y GLICERINA</u>
Mezcle clara de huevo batida con glicerina a partes iguales. Aplique sobre las bolsas de los ojos y deje secar. Disimula las bolsas. Puede maquillarse normalmente sobre este producto.

<u>CRECEPESTAÑAS</u>

Ron añejo	2 cucharaditas
Aceite de ricino	6 cucharaditas

Mezcle y aplique por la noche con un cepillo pequeño o un bastoncito de algodón. Procure que no le llegue al ojo, pues puede escocerlo (sin embargo es un producto inofensivo).

<u>DESMAQUILLADOR</u>

Aceite de ricino	1 cucharada
Aceite de almendras dulces	1 cucharada

Mezcle los dos aceites, moje en la mezcla una bolita de algodón y proceda a la limpieza.

<u>FORTALECEDOR DE CEJAS Y PESTAÑAS</u>
Aplique aceite de ricino o de oliva en cejas y pestañas para que adquieran mayor fuerza y sean mayores. Para las pestañas utilice un bastoncito de algodón o un cepillo pequeño para que no llegue a los ojos.

<u>MÁSCARA DE PESTAÑAS</u>

Vaselina	6 cucharadas
Aceite de ricino	3 cucharadas
Ron añejo	3 cucharadas
Extracto de quina	1 cucharadita

Mézclelo todo y aplíquelo con un bastoncito de algodón o un cepillo pequeño para que no llegue a los ojos.
Esta fórmula es menos irritante que otras ya mencionadas.

<u>SOMBRA DE OJOS</u>

Perejil	Un manojo
Aceite de oliva	el suficiente
Cera de abejas virgen	2 cucharadas
Extracto de clorofila	un poco

Para preparar una sombra de ojos verde, caliente el perejil en aceite hasta que éste se haya teñido de color verde oscuro. Agregue la cera de abejas y un poco de clorofila para oscurecer un poco más el producto. Caliente un poco justo hasta que la cera se derrita, bátalo todo y déjelo enfriar. Enváselo y aplíquelo de la forma habitual. El extracto de clorofila puede prepararlo machacando la parte oscura de una hoja de lechuga o de crisantemo, hasta tener una gota de jugo concentrado.
Para una sombra de ojos color malva utilice flores de malva o raíz de pie de paloma, o ambas, en lugar del perejil. Los demás ingredientes son los mismos.

TINTE DE CEJAS
Para las cejas puede quemar clavos (de especia) en una vela y frotar varias veces.

TINTE DE PESTAÑAS
1º) Prepare una decocción de hojas de nogal. Aplíquela sobre las pestañas y déjela secar. Las oscurece y también hace crecer.

2º) También puede usar salvia. Haga una decocción y aplíquela del mismo modo.

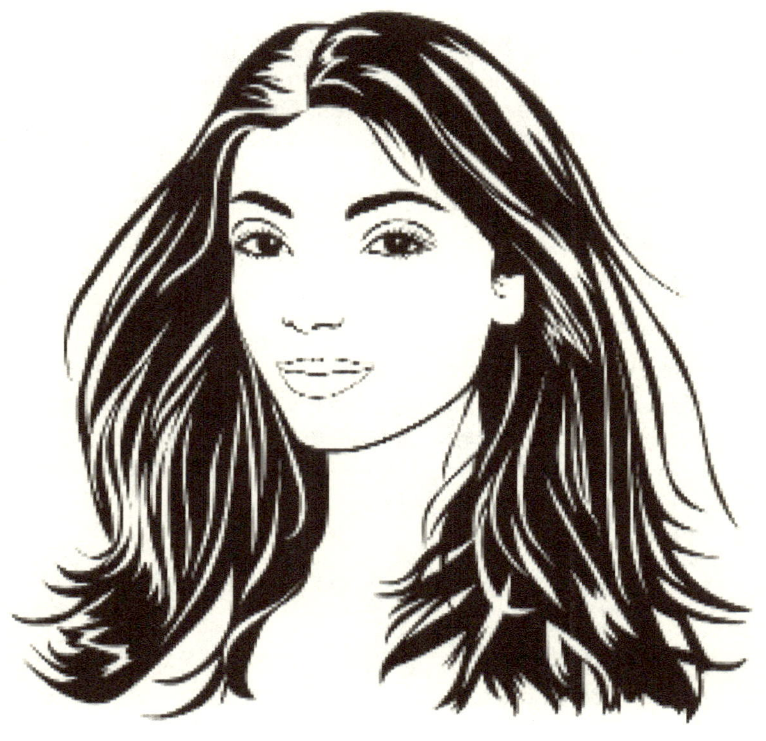

MAQUILLAJE FACIAL

COLORETE BRILLANTE

Haga jugo una remolacha pequeña, escúrralo y mézclelo con una cucharadita de glicerina. Aplíquelo en las mejillas para obtener un color
rosa brillante.

COLORETE PARA LAS MEJILLAS

Vino blanco	1 litro
Gelatina neutra	40 gramos
Nuez moscada	2 cucharadas
Palomilla de tintes en polvo	1 cucharada
Agua destilada	un poco

Disuelva la gelatina en un poco de agua caliente y mézclela con el vino.
Si lo prefiere, puede usar dos cucharadas de glicerina en lugar de la
gelatina disuelta. Añada la nuez moscada triturada y la palomilla de tintes. Mezcle bien todos los ingredientes agitando hasta obtener el tono
rosa deseado. Escurrir y aplicar en las mejillas.

POLVO BASE

Ácido bórico	1 cucharada
Talco puro sin perfume	200 gramos
Almidón de maíz	200 gramos

Primero debe pulverizar bien el almidón, usando para ello un mortero.
Luego, mézclelo con los otros ingredientes. Pase la mezcla por un colador metálico fino para poder usarla.

POLVO BASE PERFUMADO

Ácido bórico	1 cucharada
Raíz de lirio florentino en polvo	2 cucharadas
Talco puro sin perfume	200 gramos
Harina de arroz o almidón de maíz	200 gramos
Aceite esencial (puede ser una mezcla)	1 cucharadita

Pulverice bien el almidón en un mortero y añada el ácido bórico, la raíz
en polvo y el talco. Añada el aceite esencial, o la mezcla de varios de
ellos, y remuévalo con el polvo hasta que lo absorba por completo. Déjelo secar y luego páselo por un colador metálico fino.

Puede usar infusiones en lugar de los aceites para conseguir el perfume deseado. Para ello añada dos cucharadas de la infusión que desee a la mezcla de polvos. Déjelo secar y páselo por el colador para usarlo.

POLVO DE CÁSCARA DE HUEVO

Utilice unas cuantas docenas de cáscaras de huevos blancos, que estén limpias y secas. Póngalas en una bolsa de papel que sea resistente y tritúrelas usando un rodillo de amasar. Luego pulverícelas por completo usando un mortero, hasta obtener un polvo muy fino.

REDUCIR EL BRILLO DEL ROSTRO

Para hacer menos visible el brillo de la piel grasa o mixta, muela arroz en el molinillo hasta tener un polvo fino, que se guardará en una cajita. Aplique con borla en las zonas brillantes procurando que quede bien distribuido. Use luego un pincel grueso para retirar el exceso de maquillaje.

POLVOS DE COLORES

Utilice cualquiera de los polvos base anteriores y mézclelo con cualquiera de las siguientes hierbas (entre otras) pulverizadas, en la cantidad que desee y combinándolas como guste:

    Perejil
    Manzanilla
    Cáscara de naranja
    Cáscara de limón
    Malva azul
    Malva negra
    Lavanda (hojas y raíz)
    Jugo de zanahoria
    Jugo de remolacha
    Henna
    Índigo
    Palomilla de tintes
    Salvia
    Canela
    Clavo
    Sasafrás
    Sello de oro
    Vara de San José

También puede usar cáscara de huevo moreno pulverizada así como cualquier colorante de cocina si desea obtener efectos fuertes.

MAQUILLAJE EN CREMA

Utilice cualquiera de las hierbas antes indicadas para obtener también un maquillaje en crema. Para ello ponga dos cucharadas de la hierba colorante elegida, o una mezcla de varias, en maceración con aceite de oliva durante dos semanas. Pasado ese tiempo, si no tiene el color deseado, puede calentar ligeramente el aceite, verá como el color se hace más intenso. Escurra el aceite y añada cera de abejas derretida o manteca de cacao. Bata hasta conseguir consistencia cremosa.

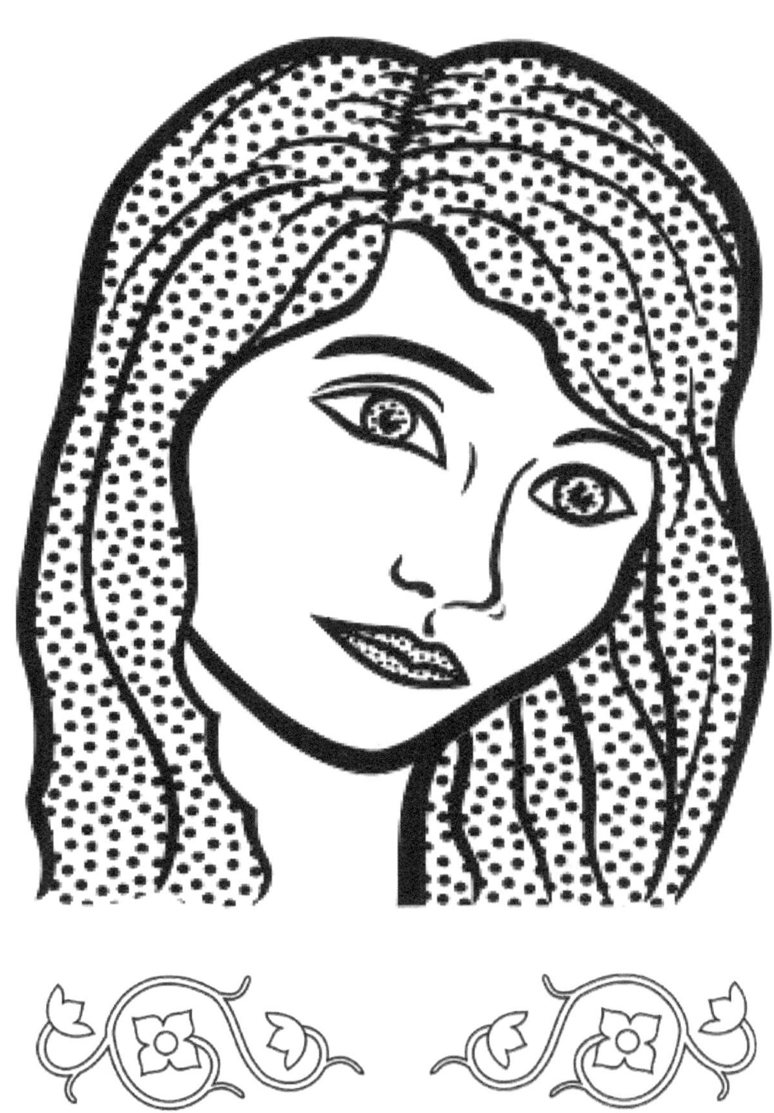

CHAMPÚS

<u>AGUACATE</u>

Champú neutro	8 cucharadas
Aceite de aguacate	1 cucharada
Yema de huevo	1

Bata en una fuente el champú con el aceite hasta tener una pasta cremosa. Enváselo a continuación. Se conserva unos 6 meses. Como champú neutro puede usar la infusión de saponaria («Champú suave»). Para su aplicación debe mezclar 1 cucharada rasa del producto con la yema de huevo. Es adecuado para cabellos secos.

<u>ALTERNATIVA AL CHAMPÚ</u>

Con bicarbonato y vinagre puede realizar una limpieza del cabello sin usar champú.

(Dosis para cabellos largos). En un frasco de medio litro, coloque dos cucharadas soperas de bicarbonato de sodio; llene el frasco con agua y agite bien para disolver el bicarbonato. Frote bien el cabello, sin usar todo el producto, y enjuague al terminar.

A continuación, vierta dos cucharadas de vinagre de manzana en el frasco y complete con más agua. Viértalo sobre el pelo y enjuague de inmediato. Esta fase del tratamiento es importante para que el cabello recupere su pH natural, y tiene efecto acondicionador.

Para cabellos cortos, puede usar la mitad: una cucharada de bicarbonato y de vinagre y un frasco de un cuarto de litro.

<u>ARCILLA</u>

Mezcle un puñado de arcilla con agua tibia y aplique la pasta en el cabello. Deje actuar media hora y enjuague. Muy adecuado para cabellos grasos.

<u>CÍTRICOS VARIADOS</u>

Cáscara de naranja	1
Jugo de naranja	2 cucharadas
Cáscara de limón	1
Jugo de limón	2 cucharadas
Cáscara de pomelo	1
Jugo de pomelo	2 cucharadas
Agua destilada	1 ½ litros
Jabón duro rallado	6 cucharadas

Pique bien las cáscaras y pínchelas para extraer bien sus esencias. Hierva el agua y ponga en ella las cáscaras picadas. Remueva, tape bien y deje reposar dos horas. Luego cuélelo y añada el jabón. Caliente a fuego lento y remueva para que se disuelva el jabón. Añada ahora los jugos y siga removiendo. Deje enfriar y enváselo.

Este champú es adecuado para cabellos grasos. Para usarlo debe esperar como mínimo un día después de preparado. Solo debe usarlo una vez por semana, a no ser que lo combine con un acondicionador nutritivo.

DE FLORES

Flores o hierbas al gusto	1 cucharadas
Ácido bórico	1 ½ cucharadas
Carbonato de sodio	1 ½ cucharadas
Jabón duro en copos	2 cucharadas

Mézclelo todo en un mortero y hágalo polvo. Disuelva dos cucharadas de dicho polvo en media taza de agua caliente y déjelo reposar hasta que se enfríe para poder usarlo.

CHAMPÚ SUAVE

Raíz de jabonera triturada	1 cucharada
Agua destilada	2 tazas

Hierva el agua. Ponga la raíz jabonera en un recipiente y vierta sobre ella el agua hirviendo. Déjelo macerar un cuarto de hora, luego escurra y cuélelo. Use media taza del líquido como champú. Sirve tanto para cabellos normales como secos.

La raíz de saponaria es un verdadero jabón natural; aunque forma poca espuma, comparada con jabones y detergentes sintéticos.

CHAMPÚ SUAVE DE HIERBAS 

Raíz de jabonera triturada	1 cucharada
Flores de hierbas variadas,al gusto	1 cucharada
Agua destilada	1 litro

Use flores de manzanilla, romero o cola de caballo. Hierva el agua. Ponga las flores junto con la raíz jabonera en un recipiente y vierta el agua hirviendo. Déjelo macerar un cuarto de hora, luego escurra y cuélelo. Use una taza del líquido como champú. Es adecuado para todo tipo de cabello.

HIERBAS DIVERSAS

Cualquiera de los champús anteriores puede combinarse con infusiones de hierbas, para mejorar su efecto. Se recomienda usar unas determinadas según el tipo de cabellos:

Rubio: Manzanilla, azahar, raíz de geranio, etc.
Castaño: Hojas de áloe, milenrama, clavo, etc.
Pelirrojo: corteza de avellano, henna, clavo, etc.
Canas: Malva azul, raíz de consuelda, manzanilla blanca, etc.
Seco: Piel de naranja, azahar, consuelda, etc.
Graso: Hojas de naranjo, menta, corteza de sauce blanco, etc.

HUEVO Y NARANJA

Yema de huevo	1
Zumo de naranja	1 cucharada
Infusión de jabonera (saponaria)	1 taza

Bata la yema y añada el zumo con la infusión de jabonera. Enváselo y consérvelo en la nevera. Úselo como un champú normal, mezclándolo con agua tibia. Deja el cabello sedoso y con olor a fruta, y es adecuado para cualquier tipo de cabello.

HUEVO Y RON

Yema de huevo	1
Ron añejo	1 cucharada
Agua destilada	1 taza

Caliente el agua hasta que esté tibia. Bata la yema de huevo con el ron y el agua tibia. Es importante que el agua no esté caliente. Primero déjelo actuar solo unos minutos y luego úselo como un champú normal.

LIMÓN

Hojas de toronjil	2 cucharadas
Carbonato de sodio	2 cucharadas
Jabón duro en copos	5 cucharadas
Agua destilada	1 litro
Aceite de limón	15 gotas

Ponga el agua a hervir. Haga una infusión de toronjil con la mitad del agua hirviendo. En la otra mitad disuelva el carbonato de sodio y el jabón en copos. Escurra la infusión y mezcle ambos líquidos añadiendo ahora el aceite de limón. Use una taza del líquido como champú.

ORTIGA

Hojas frescas de ortiga	100 gramos
Agua destilada	2 tazas
Vinagre	2 tazas

Hierva la mezcla durante unos instantes y lávese el pelo con ella.

<u>RAÍCES SECAS</u>

Raíz de cúrcuma en polvo	2 cucharaditas
Raíz de lirio florentino	2 cucharaditas

Mezcle los ingredientes y espolvoree con ellos el cabello frotándose bien tanto el pelo como el cuero cabelludo. Déjelo actuar entre siete y diez minutos y luego cepíllese enérgicamente con un cepillo de púas finas hasta eliminar todas las partículas de polvo. Este champú seco, al igual que el de arcilla y el de romero seco que viene más adelante, resulta muy adecuado para pelos grasos y cuando no hay tiempo para un lavado «decente».

<u>ROMERO</u>

1º)

Champú neutro	2 cucharadas
Yema de huevo	1
Aceite de romero	5 gotas

Mezcle todos los ingredientes y bátalos hasta tener una pasta cremosa. Debe usarlo de inmediato, pues no se conserva bien. Como champú neutro puede usar la infusión de saponaria («Champú suave»). Es adecuado para cabellos grasos.

2º)

Hojas de romero	1 cucharada
Agua destilada	6 cucharadas
Jabón de plata	50 gramos

Prepare un extracto con las hojas de romero y el agua. De este extracto vierta 5 cucharadas en una fuente y déjelo enfriar; añada el jabón de plata y bata con la varilla hasta obtener una crema uniforme. Duración aproximada, unos 2 meses. No use con aguas duras, y además no se olvide de tratar después el cabello con un suavizante ácido.

3º)

Romero en hojas	15 cucharadas
Cola de caballo	10 cucharadas
Raíz de saponaria rallada	15 cucharadas
Agua de poca dureza	4 litros
Aceite esencial de romero	5 gotas

Ponga en una cacerola (mejor si no es de aluminio), el romero, la cola de caballo y la raíz de saponaria con el agua. Remueva bien y lleve a ebullición. Mantenga, luego, el hervor a fuego mínimo y tapado durante

15 minutos. Dejar reposar una hora, colar la decocción, añadir el aceite de romero y embotellarlo.

En un excelente champú, muy suave, para fortalecer y revitalizar el cabello; incluso sirve para prevenir la caída del mismo. Recomendable sobre todo para cabellos oscuros, pues el romero aporta un tinte muy suave. Actúa como tónico y acondicionador, da brillo y cuerpo. La cola de caballo fortalece el cabello, previene la caspa y la caída del cabello.

Es muy importante que el agua que use tenga la menor dureza posible: no olvide que las aguas duras están contraindicadas para el lavado, y en ellas no se forma espuma.

ROMERO SECO

Harina de avena	1 vasito
Aceite de romero	12 gotas

Mezcle en un mortero los ingredientes. Cuando todo el aceite haya sido absorbido por la avena, apriete la masa con las manos y aplíquela sobre el cabello, frotando tanto el pelo como el cuero cabelludo. Deje actuar unos diez minutos y luego cepíllese con un cepillo de púas finas hasta que haya desaparecido todo el polvo.

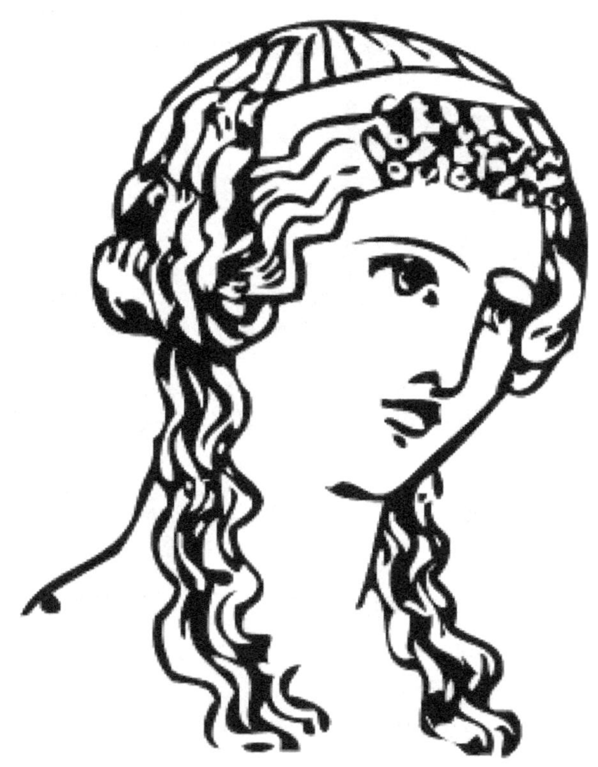

ACONDICIONADORES Y SUAVIZANTES CAPILARES

ACONDICIONADORES

ACONDICIONADOR DE ACEITE DE OLIVA

Aplique una fina capa de aceite de oliva sobre el cuero cabelludo, masajeando con suavidad. Envuélvase la cabeza con dos toallas húmedas bien caliente, retorcidas sobre el cabello y deje actuar el aceite durante un cuarto de hora. Luego, lávese el cabello con un champú suave. Conviene usar poco aceite, para no engrasar el cabello. Si lo desea, puede calentar al aceite un poco al baño María.

ACONDICIONADOR DE CERVEZA Y YEMA DE HUEVO

Yema de huevo	1
Cerveza	1 vasito

Mezcle los ingredientes y apliquelos sobre el cabello, dejando actuar 15 minutos. Lave posteriormente y enjuague. Aporta brillo y suavidad.

ACONDICIONADOR DE HUEVO

Bata un huevo hasta que forme espuma y frótese el cuero cabelludo. Déjelo cinco minutos en reposo y aclare con agua tibia, ¡nunca caliente!

ACONDICIONADOR DE HUEVO Y MIEL

Huevo	1
Miel de abejas	1 cucharadita
Aceite de oliva	2 cucharadas

Combine todos los ingredientes al baño María y enváselo. Aplique la mezcla en caliente dándose un masaje suave con la yema de los dedos por todo el cuero cabelludo. Cubra la cabeza con un gorro plástico y tápela con una toalla caliente (Caliente en agua hirviendo la toalla y escúrrala). Por último lave bien el cabello con un champú.

ACONDICIONADOR DE RON Y HUEVO

Huevo	1
Ron	4 cucharadas

Mezcle batiendo el huevo y el ron. Apliquelo, después del lavado, con un suave masaje, durante varios minutos. Cubra con una toalla caliente y manténgalo unos 25 minutos. Luego, aclare con agua tibia. Da brillo y cuerpo y es adecuado para cualquier tipo de cabello.

ACONDICIONADOR DE VINAGRE Y HUEVO

Huevo	1
Vinagre de sidra	1 cucharada
Aceite de oliva	2 cucharadas

Combine todos los ingredientes y caliente al baño María. Aplique la mezcla en caliente dándose un masaje suave con la yema de los dedos por todo el cuero cabelludo. Cubra la cabeza con un gorro plástico y tápela con una toalla caliente (Caliente en agua hirviendo la toalla y escúrrala). Manténgalo unos veinte o veinticinco minutos. Por último lave bien el cabello con un champú.

ACONDICIONADOR DE YOGUR Y HUEVO

Huevo	1
Yogur	6 cucharadas

Mezcle los ingredientes batiéndolos en un cuenco, hasta obtener una pasta. Aplíquela sobre el cabello y haga masaje con la punta de los dedos sobre el cabello y el cuero cabelludo, durante unos cuatro minutos. Luego, cubra con una toalla caliente por otros diez minutos más. Finalmente, aclare con agua tibia.

ÁLOE VERA

Utilice la pulpa, que puede elaborar en una licuadora con las hojas sin piel. Se aplica sobre el cabello y se deja secar. Es muy importante evitar el contacto con el agua, pues la pasta de áloe es hidrófoba (repele el agua) y al mezclarse forma una película casi imposible de eliminar.

CERVEZA

Aplique un vaso de cerveza en el último aclarado y proceda al marcado normalmente. Así logrará que el peinado dure más tiempo, y tendrá mayor dureza y volumen en el cabello.

PARA PERFUMAR Y DAR BRILLO

Una infusión de hierbas en el último enjuague es el toque final que su cabello necesita. Logrará un exquisito perfume natural y de paso dará brillo a su pelo. Puede usarlas puras o mezcladas con 1 parte de vinagre de sidra y 3 de la infusión (el olor desagradable a vinagre se va en pocos minutos).

Las infusiones pueden combinarse según las necesidades de su pelo:

Destacar el color natural: Cola de caballo y salvia.

Favorecer el crecimiento: Perejil y hierba gatera

Para cabellos rubios: Manzanilla, milenrama, azahar, caléndula, centaurea.

Para cabellos morenos: Nogal, salvia.

Para cabellos canosos: Hiedra.

Prevenir la caspa: Saúco, ortigas, membrillo y tila.

SUAVIZANTES

AGUA DE ROSAS
Para cabellos grasos, use una taza con unas gotas de aceite esencial de salvia.

ANTIESTÁTICO
Unas gotas de aceite de romero o de lavanda pueden evitar que el cabello se cargue de electricidad estática y se quede de punta. Póngalas en el cepillo y peine hacia atrás. Aparte de eliminar la electricidad, también le da brillo al pelo.

HAMAMELIS
Para cabellos secos, permanentados o teñidos. Use agua de hamamelis con aceite esencial de geranio, romero o lavanda.

LOCIÓN DE ROMERO PARA DAR BRILLO

Romero	2 cucharadas
Agua destilada	1 taza

Prepare una infusión con el romero y el agua. Déjela macerar varias horas y después cuélela. Utilícela en el aclarado final.

MALVA
Para cabelos secos, una taza de infusión de malva, 1 cucharadita de germen de trigo y aceite esencial de lavanda.

MANZANILLA Y AVENA
Para cabellos rubios y delicados. Infusión de manzanilla y avena y unas gotas de aceite esencial de limón.

MASCARILLA DE ACEITE DE COCO
Aplique directamente en cabello seco, cubra con un gorro y déjela actuar entre 45 y 60 minutos. Luego, lave de la forma habitual.

PARA DAR VOLUMEN

Yogur natural	1
Miel de abejas	1 cucharada

Mézclelo todo y aplíquelo después de lavarse con el champú habitual. Déjelo actuar 15 minutos y aclare; puede usar también un secador, aplicándolo desde la raíz a la punta, pero no directamente en el cuero cabelludo.

SUAVIZANTE ÁCIDO
1º)

Vinagre de sidra	2 cucharadas
Agua destilada	8 cucharadas
Esencia de naranja o romero	5 gotas

Mézclelo todo bien y enváselo. Para usarlo, mezcle una cucharada con 1 litro de agua caliente. Se recomienda para después del lavado con champús a base de jabón duro o blando. Dura unos 6 meses.

2º)

Vinagre de sidra	½ vasito
Agua destilada	2 vasitos
Aceite esencial (ver lista)	7 gotas

Mézclelo todo bien y enváselo. Úselo directamente en el aclarado final. El aceite esencial dependerá de sus gusto y de las necesidades de su cabello:
Cabello graso: ciprés, limón, salvia, romero, naranja.
Cabello seco: lavanda, geranio, romero, naranja.
Cabello con caspa: romero, geranio, laurel, jengibre, tomillo.
Cabellos normales: romero, lavanda y naranja.
Antipiojos: árbol del té, eucalipto.

SUAVIZANTES DE LIMÓN
1º)

Limones	4
Agua destilada	1 litro

Necesita las cáscaras de los limones y su jugo. En primer lugar, ponga las cáscaras a hervir con el agua durante diez minutos, a fuego lento y tapando. Retire del fuego y deje reposar dos horas. Luego, cuele y añada el jugo de limón. Envase y guarde dos días antes de usarlo. Para su uso, mezcle una taza con el agua del último aclarado, si su cabello es graso; si es normal, utilice un vaso o media taza.

2º) Mezcle avena y limón en un bol y aplíquelo en el pelo para obtener más brillo.

SUAVIZANTE DE MENTA 

Menta fresca	8 cucharadas
(o menta piperita seca	4 cucharadas)
Agua destilada	1 litro
Vinagre de sidra	1 litro

Ponga a hervir la menta con el agua, tapado y a fuego lento, durante 10 minutos. Déjelo reposar una hora, cuélelo y añada el vinagre. Enváselo y déjelo reposar dos días antes de usarlo. Para usarlo, añada una taza al agua del último aclarado.

SUAVIZANTE DE TOMILLO PARA CABELLO SECO

Yema de huevo	1
Hojas de hiedra	2 cucharaditas
Tomillo	2 cucharaditas
Agua destilada	2 tazas

Prepare una infusión con el agua, las hojas de hiedra y el tomillo. Separe 5 cucharadas, póngalas en una fuente, deje enfriar ligeramente y agregue la yema de huevo. Aplique inmediatamente sobre el cabello húmedo y recién lavado. Déjelo actuar 10 minutos y aclare con agua abundante. Para cabellos muy secos, añada 2 cucharaditas de aceite de soja a la yema de huevo.

TOMATE Y MAICENA

Pele y triture un tomate maduro, agregue dos cucharadas de maicena y mezcle bien. Aplique esta mascarilla sobre el cabello húmedo y déjelo actuar media hora. Luego, aclare con abundante agua fría. Repita dos veces por semana para tener el cabello suave y sedoso.

VINAGRE PARA DAR BRILLO

1º) Mezcle vinagre de sidra y agua a partes iguales en el último aclarado, para acentuar el brillo del cabello. Tiene el inconveniente del olor a vinagre que queda en el cabello.

2º) Diluya un vasito de vinagre en dos litros de agua tibia y lave el pelo con la mezcla. A diferencia de la fórmula anterior, ésta no deja olor.

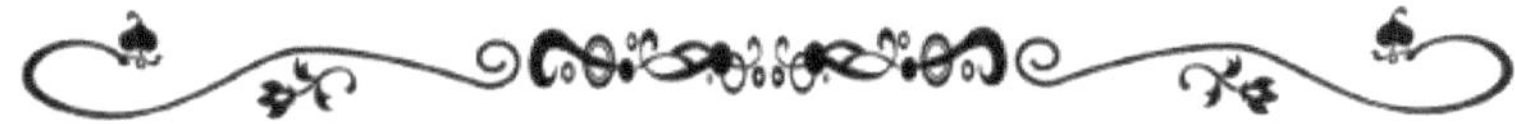

FIJADORES

FIJADOR DE AZÚCAR

Azúcar blanca	1 cucharada
Agua destilada	1 taza

Hierva el agua. Disuelva el azúcar en el agua hirviendo y déjela enfriar. Aplíquela como un fijador normal, muy barato.

<u>FIJADOR Y ACONDICIONADOR DE LIMÓN</u>
El jugo de limón sustituye a la gomina o espuma fijadora. Se usa en el último aclarado, mezclado con el agua y está indicado para cabellos claros que han perdido su brillo natural y para los castaños que se han aclarado con el sol del verano, pero que en invierno aparecen mates y sin reflejos brillantes. También sirve como sustituto del vinagre: da los mismos resultados, y el olor es más agradable.

<u>FIJADOR DE COLA DE PEZ</u>
La cola de pez es una auténtica gomina. Utilice la gelatina neutra, elaborada con cola de pez, aunque sirve cualquier tipo, siempre que sea sin sabores, colores o aditivos de cualquier tipo. Prepárela siguiendo las instrucciones del fabricante (por ejemplo, si viene en láminas las humedece primero con un poco de agua, luego a los diez minutos, las mezcla con agua caliente) y aplíquela directamente sobre el pelo. El pelo queda rígido, lo que puede ser útil por ejemplo para deportistas o para quien desee una cresta o cualquier forma esculpida en el cabello. También aporta un brillo no graso, y es fácil de eliminar mediante el lavado.
Si lo prefiere, use la cola de pez tan solo en los sitios más rebeldes, como puntas de trenzas.

<u>FIJADOR DE MEMBRILLO</u> 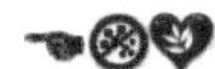

Semillas de membrillo	2 cucharaditas
Agua destilada	1 taza

Déjelo en maceración durante un día como mínimo. Úselo como cualquier fijador, sobre todo para cabello rizado.

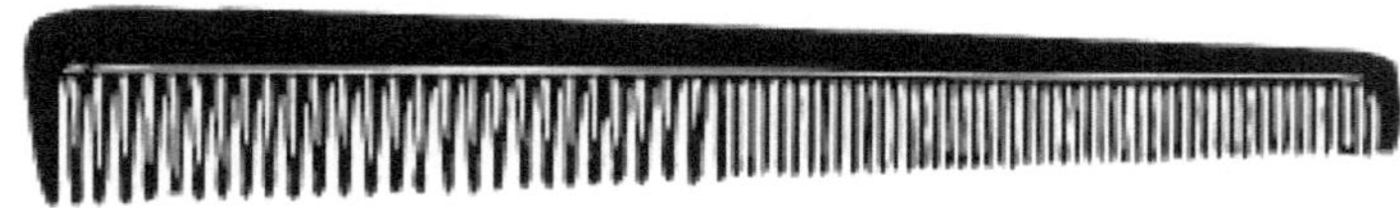

TRATAMIENTOS CAPILARES

TÓNICOS Y REVITALIZADORES

<u>LOCIÓN DE ABEDUL</u>

1°)

Agua destilada	6 cucharadas
Hojas secas de abedul	2 cucharadas
Alcohol de 90°	5 cucharadas

Prepare un extracto con el agua y las hojas de abedul. De este extracto vierta 5 cucharadas en una fuente y déjelo enfriar; agregue entonces el alcohol, mezcle y enváselo. Dura unos 6 meses. Para usarlo, friccione el cabello húmedo usando una cucharadita o una cucharada de loción, según la longitud que tenga su cabello. No lo aclare. Sirve para cabellos normales.

2°) Prepare una infusión con 50 gramos de hojas de abedul que se dejan reposar en un litro de agua hirviendo durante 10 minutos. Filtre y deje enfriar hasta que esté tibia, para usarla como agua del último aclarado en la limpieza del cabello. Aplique fricciones suaves para favorecer su acción y para terminar seque de la forma habitual.

<u>LOCIÓN DE HIEDRA Y ABEDUL</u> 

Agua destilada	6 cucharadas
Hojas secas de abedul	2 cucharadas
Hojas de hiedra secas	2 cucharaditas
Alcohol de 90°	5 cucharadas

Prepare un extracto con el agua y las hojas de hiedra y abedul. De este extracto vierta 5 cucharadas en una fuente y déjelo enfriar; agregue entonces el alcohol, mezcle y enváselo. Dura unos 6 meses. Para usarlo, friccione el cabello húmedo usando una cucharadita o una cucharada de loción, según la longitud que tenga su cabello. No lo aclare. Esta loción es adecuada para cabellos grasos.

<u>LOCIÓN DE PIMIENTAS PICANTES</u>

Pimientas pequeñas picantes	3
Alcohol de 96°	½ taza
Aceite de ricino	4 ½ cucharadas
Ron	3 cucharadas

Deje en maceración las pimientas en el alcohol durante cuatro días. Luego, añada los demás ingredientes y déjelo un día más. Por último, cuele el líquido y enváselo. Esta loción estimulante se puede usar una o dos veces por semana, con cabellos normales. Para cabellos secos se recomienda aplicarla cuatro o cinco veces a la semana.

MASCARILLA PARA CABELLOS SECOS

Aceite de aguacate	2 cucharadas
Aceite de germen de millo	1 cucharada
Aceite de soja	1 cucharada
Miel de abejas	1 cucharada

Bata todos los ingredientes juntos hasta tener una pasta cremosa, y envásela. Aplique esta mascarilla sobre el cabello limpio pero sin secar, déjela unos diez minutos y aclare con abundante agua tibia.

REVITALIZADOR PARA CABELLOS ESTROPEADOS

Huevo	1
Ron	2 cucharadas
Esencia de almendras amargas	2 cucharadas

En un tazón mezcle la yema y la clara del huevo, añadiendo el ron y la esencia de almendras amargas. Moje con agua los cabellos, aplique la mezcla a 2 ó 3 centímetros de la raíz y extiéndalo por todo el cabello. Colóquese un gorro durante una hora y lávese luego con un champú vegetal. Da elasticidad a cabellos sin brillo, con puntas estropeadas, resecos y quebradizos.

REVITALIZADOR DE NATA

Sobre los cabellos humedecidos, aplique nata fresca a unos 2 ó 3 centímetros de la raíz, extendiendo bien. Cúbrase con un gorro y déjelo una hora. Luego lave bien con un champú vegetal.

TÓNICO DE COLA DE CABALLO

Tallos de cola de caballo	1 vasito
Tila	un puñado
Agua destilada	2 tazas

Ponga a calentar las hierbas con el agua a fuego lento, sin llegar a hervir, durante quince minutos. Deje reposar ocho horas como mínimo, después cuélelo y enváselo. Aplíquelo después de cada lavado. Sirve para toda clase de cabellos.

CONTRA LA GRASA

<u>LOCIÓN ANTIGRASA DE CERVEZA</u>
Mezcle a partes iguales cerveza con alcohol de 90° o colonia. Aplique sobre el cuero cabelludo mediante masaje y deje actuar unos minutos.

<u>LOCIÓN ANTISEBORREICA DE MANZANA</u>
Mezcle jugo de manzana diluido con un poco de agua. Use 2 ó 3 veces por semana, aplicando masaje con la yema de los dedos.

<u>TRATAMIENTO ANTISEBORREICO</u>

Alcohol de 90°	5 cucharadas
Acetona	5 cucharadas
Agua de hamamelis	3 cucharadas
Agua de rosas	7 cucharadas

Mézclelo todo y aplíquelo como loción. ¡Muy importante: evite el contacto con los ojos, es muy irritante!
Luego lave con un champú muy suave. Para cabellos cortos, use la mitad de las dosis indicadas.

<u>TRAMIENTO ANTISEBORREICO DE LIMÓN</u>
Aplique el jugo de dos limones sobre el cuero cabelludo, dando masaje. Es importante que el limón no alcance las puntas, que pueden secarse en exceso; para ello peine el cabello solo hasta la mitad. Deje actuar unos veinte minutos y aclare con agua.

<u>VINAGRE PARA CABELLOS GRASOS</u>
Lave el pelo una vez por semana sin friccionar con fuerza el cuero cabelludo. Añada tres cucharadas de vinagre al agua del último aclarado.

CONTRA LA CASPA

<u>CÚRCUMA</u>
Es útil para tratar la caspa y la picazón del cuero cabelludo, y también tiene efectos estimulantes en el crecimiento del cabello. Haga una pasta con cúrcuma, miel y yogur natural, a partes iguales, que debe aplicar sobre el cuero cabelludo dejándola actuar un cuarto de hora. Luego, lave como de costumbre.

<u>CHAMPÚ ANTICASPA DE EUCALIPTO</u>
Preparar una infusión concentrada de eucalipto (2 cucharadas de hojas picadas finas en una taza de agua caliente) y mezclarla con el champú habitual.

<u>LOCIONES ANTICASPA DE ORTIGAS</u>

1º)

Raíces de ortiga blanca	100 gramos
Vinagre	1 taza
Agua destilada	2 tazas

Mézclelo todo y póngalo a hervir durante una hora. Enfríelo y cuélelo. Dese masaje con esta loción en el cuero cabelludo por la mañana y la noche. También previene la caída del cabello.

2º)

| Raíces de ortiga blanca | 3 cucharadas |
| Agua destilada | 1 litro |

Caliéntelo todo hasta ebullición. Manténgalo hirviendo unos instantes, luego déjelo reposar y cuélelo. Debe usarse de inmediato, no puede guardarse. Lave el pelo con regularidad, dándose un masaje con este preparado para eliminar la caspa.

3º)

Hojas de ortiga	4 cucharadas
Vinagre de sidra	6 cucharadas
Agua de colonia	6 cucharadas
Agua destilada	2 tazas

Prepare una infusión con la ortiga y el agua, y luego déjela macerar unas cuantas horas. Cuélelo, agregue el vinagre y la colonia y enváselo. Aplíquelo todas las noches dando masaje suave sobre el cuero cabelludo.

4º) Prepare una infusión de ortigas y mézclela con vinagre de sidra en la proporción de 3 partes de infusión por 1 parte de vinagre. Aplique dos veces al día, con un masaje suave. Puede añadir también infusiones de romero.

5º) Macere 100 gramos de ortigas otro tanto de romero en un litro de alcohol de 90º durante 15 días. Filtre y aplique mediante fricciones mañana y noche.

6º)

Hojas de ortiga	2 cucharadas
Perejil fresco	2 cucharadas
Agua destilada	2 tazas
Zumo de limón o vinagre	1 cucharadita

Hierva el agua con las hierbas,añada el zumo de limón o vinagre y deje enfriar. Cuele y use para el aclarado final después de lavarse con champú.

7º) Infusión de ortiga con aceite esencial de romero o tomillo.

CALÉNDULA Y ZUMO DE LIMÓN
Elabore una infusión con caléndula y zumo de limón y lave con ella el cabello 2 o 3 veces a la semana para eliminar la caspa.

LOCIÓN ANTICASPA DE ROMERO
Prepare una infusión de hojas de romero y añádale ácido bórico (una pizca). Aplique dos veces al día, dando un masaje suave.

LOCIÓN ANTICASPA DE TOMILLO

Tomillo	5 cucharadas
Agua destilada	6 vasitos
Alcohol de 90º	2 tazas

Prepare una infusión con el agua hirviendo y el tomillo. Deje reposar unos ocho minutos, cuélelo y del extracto vierta 5 vasitos (o 2 tazas) en una fuente. Deje enfriar; agregue entonces el alcohol, mezcle y enváselo. Dura unos 6 meses. Para mayor efectividad, añada al producto recién hecho 10 gotas de esencia de tomillo. Aplíquelo todas las noches dando masaje suave sobre el cuero cabelludo.

LOCIÓN DE ORTIGAS Y BARDANA

Extracto de ortiga blanca	1 ½ cucharada
Extracto de bardana	2 cucharaditas
Esencia de lavanda	1 cucharadita
Agua de rosas	1 vasito
Alcohol de 90º	2 vasitos

Mezcle bien todos los ingredientes y envase la loción en un frasco de vidrio con tapa. Para aplicarla, dese un buen masaje en el cuero cabelludo todas las mañanas.

<u>LOCIÓN DE ORTIGAS Y PEREJIL</u>

Perejil	30 gramos
Hojas de ortiga	30 gramos
Alcohol de 96°	1 vasito
Agua destilada	1 ½ vasito

Mezcle el alcohol y el agua. Ponga a macerar el perejil y la ortiga con el alcohol diluido durante una semana. Filtre y enváselo. Use diariamente en fricciones sobre el cabello.

<u>SUAVIZANTE ANTICASPA DE AGUACATE</u>

Yema de huevo	1
Brandy	2 cucharadas
Aceite de aguacate	1 cucharada
Esencia de salvia	5 gotas

En una fuente ponga la yema y el brandy, remueva bien con una cuchara y a continuación añada el aceite de aguacate y la esencia de salvia. Mézclelo bien.

Aplique mediante masaje sobre el cabello húmedo recién lavado. Déjelo actuar unos 15 minutos y aclare con abundante agua caliente. Si prefiere el aroma del brandy, no añada la esencia de salvia.

<u>TRATAMIENTO ANTICASPA GRASA AL BICARBONATO</u>

Primero, un baño con bicarbonato: poner un poco de bicarbonato de sodio (una cucharada por litro de agua tibia) y enjuagar bien el cabello con esta loción, dando masaje abundante. No se forma espuma, porque no hay jabón.

Luego, enjuagar con agua limpia y finalmente con un poco de agua a la que se ha añadido zumo de limón o un chorrito de vinagre.

Secar al aire, o con un cepillado muy suave.

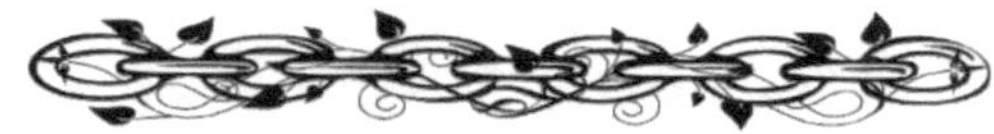

PARA EL CRECIMIENTO CAPILAR Y CONTRA LA CAÍDA

<u>ACEITE DE RICINO CONTRA LA CAÍDA DEL CABELLO</u>
Caliente ligeramente una o dos cucharadas de aceite de ricino y dese masajes en el cuero cabelludo todos los días.

AGUARDIENTE A LA QUINA PARA LA CAÍDA DEL CABELLO

Quina en polvo	1 gramo
Sal marina	2 cucharaditas
Aguardiente de orujo	2 tazas

En una botella, introduzca el aguardiente, la quina y la sal, agite y déjelo en maceración dos semanas. Todos los días debe agitarse un poco. Para usarlo, aplique un masaje vigoroso con la yema de los dedos mientras esté húmedo, y también después de secar el producto. Repita el tratamiento durante cinco minutos todas las noches. Aunque no detenga por completo la caída de cabello (sobre todo en aquellos casos en que sea un proceso de origen hereditario), sí que puede frenarla.

ALGARITOFE

1º) Esta planta es propia de las islas de la Macaronesia, en especial Canarias y Madeira, y se le atribuye la prevención de la caída del cabello. Utilice dos cucharadas, junto con romero (dos cucharadas) y tomillo (dos cucharadas) que dejará macerando en 1 litro de vinagre de sidra durante tres semanas; remueva de vez en cuando. Pasado ese tiempo, filtre con una tela limpia y fina y envase. Úselo para dar masajes en el cuero cabelludo por la mañana y por la noche.

2º) «Con algaritofe, romero y tomillo te crecerá el pelo hasta el tobillo». Siguiendo el dicho popular, prepare una infusión fuerte con las tres hierbas y lávese bien el cabello, masajeando el cuero cabelludo con movimientos circulares. Luego cepíllese bien.

3º) Prepare una infusión de ortiga, romero y algaritofe y añada aceite esencial de romero o tomillo.

ROMERO

Prepare una infusión concentrada concentrada usando 6 o 7 cucharadas de romero por litro de agua. Friccione con ella el cuero cabelludo para reforzar las raíces y favorecer el crecimiento capilar.

ANTICAÍDA DE GROSELLA INDIA

1º) Aceite de grosella. Hierva trozos de grosella espinosa india en aceite de coco: primero caliente el aceite y luego añada la hierba. Mantenga la ebullición hasta que se note que el aceite ha absorbido la grosella. Apague, deje enfriar y por fin cuele y guarde el aceite en un frasco. Usar a diario en el cuero cabelludo para prevenir la caída del cabello.

2º) Mascarilla de grosella. Mezcle una cucharada de la hierba en polvo con un poco de jugo de limón, obteniendo una pasta acuosa. Deposite sobre el cabello y aplique un suave masaje. Cubra con un gorro de ducha o una toalla y manténgalo así toda la noche. Por la mañana, lave de la forma habitual. Repita al menos tres veces a la semana.

1º) Corte media cebolla y frótese el cuero cabelludo con la parte del corte. Es preferible que estas fricciones las haga por la noche. Si desea eliminar el olor a cebolla, aplique a continuación otro masaje con una loción capilar normal. La cebolla fortalece las raíces del pelo.

2º)

Cebolla	1 (mediana)
Ajo	1 diente
Aceite de oliva	1 gota
Jugo de limón	2 cucharaditas

Triture bien la cebolla y fíltrela para separar el jugo, mézclelo con el limón, la gota de aceite y el ajo bien machacado. Aplíquelo por la noche cubriendo la cabeza con una toalla. Por la mañana, lávese con agua fresca. Aparte de prevenir la caída del cabello, le da fuerza y brillo.

3º)

Cebolla	250 gramos
Alcohol de 80º	1 litro

Corte la cebolla en rodajas finas y póngala en maceración en el alcohol durante 4 días. Luego, cuele y envase la loción. Aplíquela friccionando las zonas afectadas por la mañana y por la noche.

CREMA CONTRA LA CAÍDA DEL CABELLO

1º)

Perejil	un puñado
Yema de huevo	1
Vino blanco	2 tazas

Bata la yema de huevo y mézclela con el vino y el perejil picado muy fino. Esta mezcla deberá dejarla reposar al sol durante 15 días y luego guárdela en un lugar seco. Para usarla, aplique una pequeña cantidad en el cuero cabelludo, dejándola actuar unos diez minutos. Luego aclare con agua.

2º)

Yema de huevo	1
Aceite de oliva	½ vasito
Ron	1 vasito

Mézclelo todo y aplíquelo dos veces por semana en el cabello, dando un masaje suave. Déjelo toda la noche y por la mañana lave el pelo con champú.

CHAMPÚ ANTIALOPECIA

Algaritofe	5 cucharadas
Romero	5 cucharadas
Tomillo	5 cucharadas
Jabón duro rallado o en copos	2 cucharadas
Agua destilada	2 litros
Jugo de limón	1 cucharadita
Aceite esencial de árbol del té	20 gotas

Separe ½ litro del agua destilada, poniendo los restantes 1 ½ litros a hervir. Vierta el agua hirviendo sobre una fuente donde ha depositado previamente las tres hierbas. Tape y deje reposar y enfriar dos horas como mínimo. Mientras tanto, disuelva el jabón en el ½ litros de agua que reservó, que también deberá calentar.

Cuando llegue el momento, cuele la infusión de hierbas con un paño limpio y fino y añádale la solución de I jabón mezclando con cuidado; no lo caliente si no es necesario para que se disuelva. Añada el jugo de limón y el aceite esencial, mezcle bien y envase.

Puede usarlo como champú para pelo normal, para prevenir la caída del cabello, dejándolo actuar diez minutos antes de enjuagar.

LOCIÓN ANTI-CAÍDA DEL CABELLO 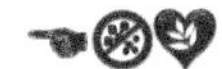

Hojas de jaborandi	250 gramos
Raíz de bardana	100 gramos
Ortigas frescas	100 gramos
Agua de colonia	1 vasito
Agua destilada	1 ½ litros

Ponga las hojas de jaborandi, la raíz de bardana y las ortigas a hervir en el agua. Deje reposar la infusión durante dos horas, luego cuélelo. A un litro del filtrado le agrega la colonia y enváselo. Después de cepillar el cabello, aplíquelo dándose fricciones en el cuero cabelludo.

LOCIÓN DE CAPUCHINA PARA EL CRECIMIENTO DEL CABELLO

Extracto de capuchina	2 cucharadas
Esencia de romero	4 gotas

Mézclelo todo y aplíquelo por la mañana y por la noche, dándose un masaje suave. Luego, cepille a fondo.

PEREJIL PARA EL CRECIMIENTO DEL CABELLO

1º) Prepare una infusión concentrada con una taza de perejil. Aplíquela en el cuero cabelludo y déjela actuar una hora como mínimo. Después, lávese de la forma habitual.

2º) Utilice las semillas de perejil molidas como polvo. Aplíquelas sobre el cuero cabelludo una vez al mes, dejándolas actuar toda la noche.

TILA

Una decocción de tila (prepárela hirviendo 8 cucharadas en 1 litro de agua), revigoriza el pelo y retarda la caída.

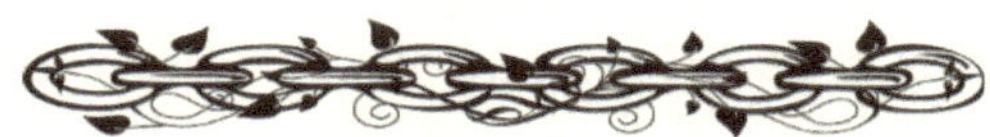

PARA TRATAR OTROS PROBLEMAS CA-PILARES

CONTRA EL PICOR EN EL PELO

Dese masajes con vinagre de frutas para contrarrestar el picor en el cuero cabelludo.

LAUREL CONTRA LOS PIOJOS

Utilice una decocción de laurel: hierva 15 hojas de laurel en ½ litro de agua, deje hervir 5 minutos. Déjelo reposando ½ hora. Cuando esté a temperatura ambiente, cuele y aplique con masaje varias veces al día. Finalmente, retire las liendres con peine milpúas, o con el tratamiento que se indica más adelante.

LOCIÓN ANTIPARASITARIA

Anís	2 cucharadas
Agua destilada	1 litro

Hierva el agua con el anís durante un minuto. Déjelo en reposo y fíltrelo. Aplique después de lavar la cabeza con un champú antipiojos, enjuagando y aclarando la cabeza con la loción.

MASCARILLA DE AGUACATE PEDICULICIDA

Batir un aguacate hasta que tenga el punto como una crema, extenderlo sobre el cabello y dejar actuar unas dos horas.
Aparte de eliminar los piojos, deja el cabello suave y sedoso.

PARA ELIMINAR LAS LIENDRES

Después de un tratamiento antiparasitario, pueden quedar liendres (huevos de piojos) adheridos al cabello. Para ello hierva vinagre y aplíquelo caliente sobre el cabello y cuero cabelludo. Tape con un gorro durante media hora, como mínimo. Luego, peine con un peine milpúas, adecuado para eliminar los piojos y liendres. El peinado debe hacerlo por secciones, con mucha calma para no dejar una sección sin tocar. Entre una semana y diez días más tarde se recomienda repetir el tratamiento, usando champú normal y vinagre.

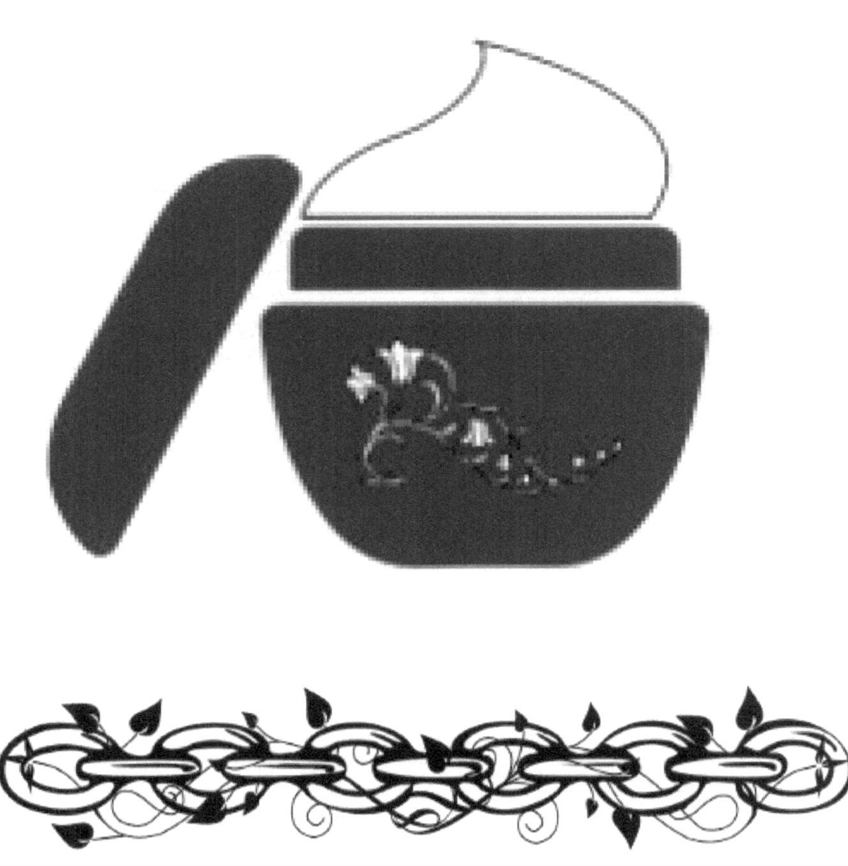

TINTES PARA EL CABELLO

<u>ACEITE DE GROSELLA</u>
Use grosella espinosa india. Corte la fruta en trozos que debe dejar secar a la sombra. Hierva los pedazos en aceite de coco hasta que la materia sólida se vuelva polvo. Obtendrá un aceite oscuro que sirve muy bien para disimular las canas prematuras.
(En el apartado de tratamientos capilares: contra la caída, podrá ver otra receta para preparar el aceite de grosella india).

<u>ACLARANTE DE MIEL Y CANELA</u>

Miel	1 taza
Agua tibia	1 taza
Canela en polvo	1 cucharada
Aceite de oliva	1 cucharada

Mezcle bien y aplique con las manos sobre el cabello previamente desenredado, cubriendo bien de raíz a punta.
Deje actuar durante una hora, mejor si es al sol. Lave bien con champú (unas tres veces) para eliminar la miel. Aplique un acondicionador y lave una vez más.
La miel tiene peróxido de hidrógeno (agua oxigenada) natural que decolora el cabello, y la canela aporta tonos dorados.
Pueden añadirse limón o manzanilla, según el gusto y el efecto deseado.

<u>CUBRIR CANAS CON ROMERO</u>
Prepare una infusión de romero y cuando esté tibia aplique sobre el cabello. Déjela actuar unos minutos y luego aclare. Repitiendo el tratamiento con frecuencia logrará cubrir las canas y el pelo adquirirá un brillo especial.

<u>HENNA (REFLEJOS ROJIZOS)</u>

Henna en polvo	2 tazas
Vinagre	2 cucharaditas
Agua destilada	1 taza

Ponga el polvo en un recipiente, añada el agua caliente y mezcle hasta formar una pasta espesa. Agregue el vinagre, para facilitar la liberación del tinte. Deje reposar esta mezcla una hora. Luego debe calentarla al baño María, pero justo cuando el agua hierva, retire la mezcla del fuego y déjela otra hora en reposo. Caliente de nuevo, ligeramente, y ya tiene el tinte a punto para aplicarlo. No olvide ponerse guantes si no quiere teñirse también las manos...

Moje el pelo y sepárelo con un peine haciendo particiones; aplique en éstas la pasta de la raíz a las puntas. Cubra la cabeza con papel de aluminio o bolsa plástica y coloque una toalla como turbante. Mantenga el mayor tiempo posible: Para un tono castaño deberá esperar tres o cuatro horas como mínimo; para un tono más oscuro o más rojizo, añada dos horas más de exposición, como mínimo. Por último, limpie la pasta con agua tibia y champú.

<u>Nota importante</u>: use henna pura. Existen en el mercado «hennas compuestas» que contienen sales metálicas y son incompatibles con la mayoría de los tratamientos habituales en peluquería. Aparte de que pueden ser tóxicas.

<u>HENNA NEUTRA</u>

Se llama así a la *Cassia obovata*, una planta que se emplea de forma similar a la henna, pero que apenas aporta un ligero tono dorado. Así puede conseguir reflejos dorados, aunque si su pelo es oscuro deberá darse varias aplicaciones. Mezclada con henna puede dar un color anaranjado muy natural, en cabellos claros. La regla es: cuanta más cassia, más dorado será el color, cuanta más henna, más rojizo; pero siempre dependiendo del color de base.

Se aplica de la misma forma que la henna, aunque se recomienda usar zumo de limón en vez de agua para una mejor fijación; y si el limón le reseca el cuero cabelludo, use una mezcla de agua y limón a partes iguales.

También puede usar la cassia para reavivar el color de la henna aplicada tiempo atrás, pues tiende a oscurecerse. En este caso, basta con aplicar el polvo de casia directamente.

Y para convertir canas en mechas doradas, use la cassia con un tiempo de reposo m´ñas corto, unos 45 minutos.

<u>HIEDRA (PARA DISIMULAR CANAS)</u>

Ponga a cocer en un litro de agua dos buenos manojos de hiedra, hasta que estén bien tiernas. Aparte del fuego, deje que se enfríe y cuélelo, envasando el líquido en un frasco oscuro (vidrio topacio o material opaco, como porcelana) de cierre hermético que ha de guardar en un lugar seco. Aparte de disimular las canas, es revitalizante, usado una o dos veces por semana.

<u>MANZANILLA</u>

1º)

Manzanilla	5 cucharadas
Caolín en polvo	8 cucharadas
Yema de huevo	1
Agua destilada	2 tazas

Para aclarar el cabello. Haga una infusión fuerte de flores de manzanilla y, tras enfriarla, añada el caolín y la yema de huevo, mezclando hasta obtener una pasta. Para aplicarla, y sin olvidar los guantes, moje el cabello y sepárelo con un peine haciendo particiones; aplique en éstas la pasta de la raíz a las puntas. Cubra la cabeza con papel de aluminio o bolsa plástica y coloque una toalla como turbante. Mantenga el mayor tiempo posible (entre veinte y sesenta minutos). Luego, limpie la pasta con agua tibia y champú. Los efectos son acumulativos por lo que se consiguen mejores resultados repitiendo varias veces el tratamiento.

2º) Para realzar el rubio natural, haga una infusión de manzanilla con un poco de bicarbonato de sodio y lave el cabello con ella para hacer más dorado el rubio natural.

3º) Aportar tonos dorados. La manzanilla se usa para dar tonos dorados al cabello. Use una infusión de manzanilla bien concentrada, y deje actuar toda la noche, mejor si hace una masilla con las flores y la aplica como cataplasma. Pero el efecto sólo dura hasta que se lave el cabello. Si se desea un efecto más duradero, incluya un poco de té negro con la manzanilla.

4º) Infusión directa: 4 cucharadas de flores por medio litro de agua. Cuele y envase, para usar en el último enjuague.

NOGAL (REFLEJOS CASTAÑOS)

Cáscara de nuez verde	6 cucharadas
Raíz de geranio	7 cucharaditas
Agua de azahar	½ taza

Triture las cáscaras de nuez y mézclelas en una pasta con el polvo de raíz de geranio y el agua de azahar. Usando guantes, mójese el cabello y sepárelo con un peine haciendo particiones; aplique en cada una de ellas la pasta desde la raíz a las puntas. Cúbrase la cabeza con papel de aluminio o bolsa plástica y coloque una toalla como turbante. Mantenga el mayor tiempo posible. Luego, limpie la pasta con agua tibia y champú.

HOJAS DE NOGAL
Use dos puñados de hojas secas y cuézalos en 1 litro de agua. Use el líquido para enjuagar el cabello, dejándolo actuar un tiempo prudencial. Aparte de teñir el cabello, aporta brillo y resistencia.

PARA ELIMINAR MECHAS
Pruebe con este preparado: 2 cucharadas de te de magnolia por cada taza de agua. Aplique sobre el cabello y deje actuar media hora.

PARA RETRASAR LAS CANAS

Agregue un poco de vinagre al agua del aclarado. Usado de forma regular, aparte de dar brillo al cabello retrasa la aparición de las canas.

PUERROS

Para reflejos rojizos en cabellos castaños. Use 500 gramos de puerros y 2 litros de agua, Cueza los puerros en el agua y use el líquido en el enjuague, después de un lavado normal con champú.

RUIBARBO (REFLEJOS DORADOS)

Ruibarbo en palo	2 unidades
(o ruibarbo triturado	2 cucharadas)
Vino blanco	2 tazas
Caolín en polvo	el suficiente

Ponga a cocer los palitos de ruibarbo en el vino durante veinte minutos. Déjelo dos horas en reposo y luego añada caolín en polvo hasta obtener una pasta. Moje el cabello y sepárelo con un peine haciendo particiones; aplique en éstas la pasta de la raíz a las puntas. Cubra la cabeza con papel de aluminio o bolsa plástica y coloque una toalla como turbante. Mantenga el mayor tiempo posible. Luego, limpie la pasta con agua tibia y champú. Los efectos son acumulativos por lo que se consiguen mejores resultados repitiendo varias veces el tratamiento.

SALVIA Y TÉ (PARA DISIMULAR CANAS)

Salvia en polvo	1 cucharada
Té negro	1 cucharada
Ron añejo	1 cucharada
Agua destilada	2 tazas.

Ponga a hervir la salvia y el té con el agua durante dos horas, a fuego lento y en una olla tapada. Déjelo enfriar, cuele y añada el ron. Aplíquelo unas cinco veces a la semana, dando un suave masaje en el cuero cabelludo.

SAÚCO

Hierva un puñado de bayas de saúco en medio litro de agua durante 30 minutos. Cuele y envase. Aplique en el último enjuague, dejándolo actuar un cuarto de hora.

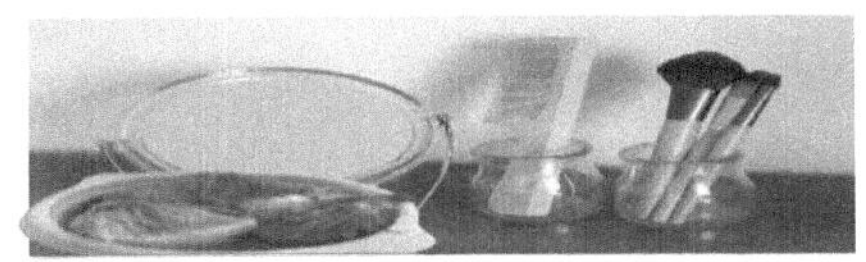

TRATAMIENTOS FACIALES

BAÑO DE VAPOR CON PÉTALOS DE ROSAS

Pétalos de rosas aromáticas	2 puñados
Agua	2 litros

Coloque los pétalos en una fuente y vierta sobre ellos el agua hirviendo. Incline la cabeza sobre la fuente y respire los vapores, cubriéndose con una toalla. Manténgala entre cinco y ocho minutos, seque la piel y aplique una loción facial si es necesario. Tonifica la piel, limpia los poros y estimula el riego sanguíneo.

COMPRESAS DE PIE DE ASNO

Para combatir las rojeces y pequeñas venas (telangectasias) de la piel, puede usar una infusión de pie de asno en compresas. Primero lave la cara con un limpiador suave: use un poco de leche tibia, sobre todo en las zonas enrojecidas, y déjela secar un cuarto de hora. Lave y aplique la compresa humedecida con la infusión de pie de asno (en agua o en leche).

COMPRESA DE ROSAS

Pétalos de rosas aromáticas	1 puñado
Agua	1 litro
Miel de abejas	2 cucharaditas

Coloque los pétalos en una fuente y vierta sobre ellos el agua hirviendo. Deje reposar unos veinte minutos. Luego cuélela, disuelva la miel en el filtrado y empape un paño de gasa en el líquido. Escúrralo ligeramente y colóquelo sobre el rostro. Repita varias veces seguidas.

CREMA SUAVIZANTE PARA EL CUELLO

Manteca de cacao	1 cucharada
Lanolina	1 cucharada
Aceite de germen de trigo	½ taza
Agua destilada	4 cucharadas

Derrita la manteca con la lanolina y el aceite. Añada el agua, mezcle bien y enváselo en un frasco opaco. Debe guardarlo en un sitio fresco y protegido de la luz, y no olvide agitarlo antes de usar.

DESPUÉS DE UNA MASCARILLA

Aplique unas gotas de aceite de borraja o de onagra después de una mascarilla.

EMOLIENTE PARA PIELES SECAS

Prepare compresas con gasa y aceite de oliva caliente, aplíquelas sobre cara y cuello por la noche, dejando actuar 20 ó 30 minutos. Luego, limpie cuidadosamente con un paño seco y suave. Repita una vez por semana para mantener tersa la piel seca y arrugada.

LOCIÓN DE CALÉNDULA

Otro remedio para las telangectasias. Prepare una infusión concentrada de caléndula, escúrrala y palmee con ella las zonas enrojecidas.

LOCIÓN PARA LIMPIAR EL CERUMEN

Agua oxigenada de 10 volúmenes	1 cucharadita
Aceite de baño (aceite mineral)	1 cucharadita
Glicerina	1 cucharadita

La limpieza del pabellón de la oreja sólo con palitos de algodón puede no ser adecuada. Por eso se puede complementar enjuagando con una pequeña pera de limpieza. El líquido puede ser agua pura tibia, pero si acaso no basta prepare la mezcla indicada.
Mezcla todo en un bol y aplique con la pera.

MASCARILLA ANTIARRUGAS

Machaque medio aguacate con una cucharada de zumo de limón, una cucharada de nata y dos cucharadas de zumo de zanahoria. Aplique sobre la piel del rostro y cuello y déjela actuar unos viente minutos. Luego enjuague con agua tibia.

MASCARILLA ANTIESTRÉS

Cueza una papa mediana y prepare con ella un puré. Luego raye otra papa mediana cruda y añádala al puré hasta tener una pasta homogénea. Apliquela sobre cara y cuello y deje actuar por veinte minutos. Retire con agua fría.

MASCARILLA REAFIRMANTE

1º) Plátano, huevo y miel para reafirmar el rostro. Triture la pulpa de un plátano bien maduro, mezcle con un huevo batido, añada dos cucharadas de miel de abejas, y un chorrito de aceite. Cuando tenga la textura de una mascarilla aplique en rostro y cuello. Tiene efectos reafirmante y antiarrugas.

2º) Caliente al baño maría dos cucharadas de lanolina, añada una cucharada de aceite de albaricoque, unas gotas de limón y tres gotas de tintura de benjuí. Bata la mezcla. Aplique la pasta resultante sobre el rostro y déjela durante veinte minutos. Para retirarla, use unas esponjitas empapadas en agua tibia.

PARA LIMPIAR LAS ESPINILLAS

1°) Un baño de vapor con manzanilla abre los poros y es una buena preparación para luego aplicar una mascarilla, por ejemplo.

2°) Disuelva un poco de levadura en leche caliente y aplíquela sobre el rostro, dejándolo actuar unos diez minutos.

3°) Hierva 60 gramos de flores de saúco en un litro de agua durante un cuarto de hora. Filtre y envásela. Use la loción así preparada para eliminar las espinillas.

4°) Prepare una decocción de corteza de ciprés y aplique compresas impregnadas en el líquido resultante.

PIEL SECA Y ENROJECIDA

1°) Para la piel seca con telangectasias o rojeces, aplique una mascarilla de levadura y germen de trigo, y luego dese un masaje con aceite de germen de trigo.

2°) Haga jugo con un pimiento verde pequeño y agregue una cucharada de miel. Lávese la cara y dese unos toques con cáscara de naranja, limón o pomelo. Luego aplíquese la mascarilla.

RODAJAS DE LIMÓN

Para combatir los espinos, aplique una rodaja fina de limón sobre el espino, procurando no reventarlo. Manténgala un tiempo, y repita varias veces al día, hasta que el espino «se seque».

SUAVIZANTE DE LEVADURA DE CERVEZA

Levadura de cerveza	1 cucharada
Aceite de germen de trigo	1 cucharada
Yema de huevo	1

Mézclelo todo y aplíquelo sin frotar sobre cuello y cara. Déjelo 15 minutos y lave con agua tibia usando bolitas de algodón. Es adecuado para combatir la flacidez, y también para las telangectasias.

TRATAMIENTO DEL ECCEMA FACIAL

1°)

Cola de caballo	5 cucharadas
Flor de saúco	5 cucharadas
Manzanilla	5 cucharadas
Agua	4 tazas

Caliente el agua y cuando hierva añada los demás ingredientes. Deje unos minutos y retírelo del fuego. Respire los vapores con la cabeza cubierta por una toalla durante unos cinco minutos. Luego, aplique la mascarilla que se indica a continuación.

2º)

Miel de abejas	1 cucharada
Perejil	50 gramos
Zanahoria	1
Limón	1

Reduzca a pulpa el perejil, la zanahoria y el limón, separando el jugo de la pulpa, pero conservándolo todo. Mezcle la miel con la pulpa, vierta encima medio vaso del jugo y amáselo bien. Aplíquelo en forma de una gruesa capa sobre las zonas afectadas por el eccema. Manténgalo unos treinta minutos. Repita este tratamiento (vapores y mascarilla) durante un mes.

YOGUR EN CREMA
Para combatir el eccema en la zona retroauricular, asociado a la caspa, puede elaborar una crema sencilla con una cucharada colmada de yogur natural y otra cucharada de un aceite cosmético, como aceite de oliva o aceite mineral. Mezcle bien y envase en un frasquito con tapa que deberé guardar en la nevera. Aplique en la zona indicada con un dedo limpio o un palito de algodón.

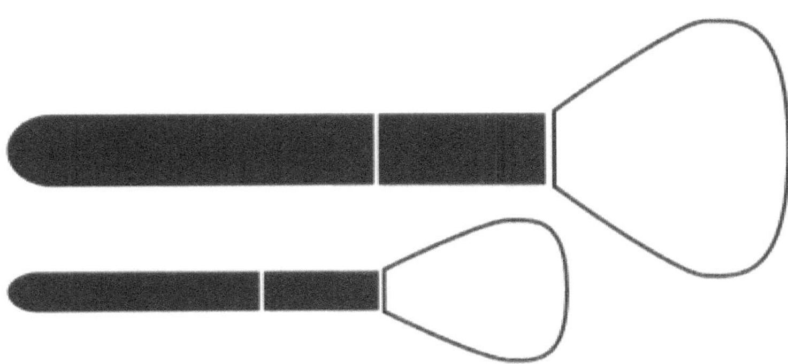

PRODUCTOS SOLARES

BRONCEADORES Y PROTECTORES SO-LARES

ACEITE DE CÁSCARA DE NUEZ

Aceite de girasol	6 cucharadas
Aceite de oliva	6 cucharadas
Cáscaras de nueces verdes	50 gramos
Alcohol de 70°	½ taza

En un frasco de cristal con tapa, vierta el alcohol y las cáscaras de nueces. Déjelo en maceración durante cinco días, removiendo una vez por día. Pasados esos cinco días, añada los aceites y deje diez días más en reposo, siempre removiendo una vez al día. Por último, cuélelo y enváselo.

ACEITE DE COCO

Aceite de coco	6 cucharadas
Manteca de cacao	6 cucharadas
Aceite de lavanda	12 gotas

Funda la manteca al baño María y añada los aceites, tras retirarla del fuego. Mezcle bien y enváselo.

ACEITE DE LIMÓN

Aceite de girasol	2 vasitos
Jugo de limón	1 vasito

Mezcle los ingredientes en una botella y agite bien antes del uso.

ACEITE DE OLIVA

Es algo pegajoso y se elimina fácilmente con el agua marina, pero es una buena alternativa a las lociones habituales. La combinación entre el aceite y el agua del mar hace que la piel broncee con rapidez.

ACEITE ORIENTAL

Aceite de sésamo	½ taza
Aceite de jazmín	7 gotas

Mezcle los ingredientes y envase en un frasquito.

ACEITE PROTECTOR SOLAR

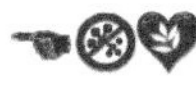

Aceite de soja	5 cucharadas
Aceite de nueces	2 cucharadas
Aceite de aguacate	3 cucharadas

Mezcle bien todos los aceites y envase la mezcla. Aplique sin abusar sobre la piel antes de tomar el sol, pues es muy grasiento.

ACEITE DE SÉSAMO

Aceite de sésamo	1 cucharada
Lanolina	1 cucharada
Infusión de hierbas	3 cucharadas

Derrita la lanolina al baño María y lentamente añada la infusión templada. Enváselo y aplíquelo con mesura.

ACEITE AL TÉ

Infusión fuerte de té negro	4 cucharadas
Aceite de sésamo	3 cucharadas
Lanolina	1 cucharada
Aceite de coco	1 cucharada

Derrita la lanolina con los aceites al baño María, retírelos del calor y bata junto con el té frío.

ACEITE Y TOMATE

Tomates maduros	2
Aceite de oliva	1 cucharada

Mezcle el jugo de los tomates (deben estar rojos y frescos) con el aceite de oliva. Enváselo en un frasco de vidrio y úselo como un bronceador normal.

ACEITE Y VINAGRE

Aceite de girasol	2 vasitos
Vinagre de sidra	1 vasito

Mezcle los ingredientes en una botella y agite bien antes del uso.

ACEITE DE YODO

Tintura de yodo	10 gotas
Limón	1
Aceite de oliva	1 taza

Mezcle el aceite con la tintura de yodo y el zumo del limón. Envase la mezcla en un frasco de vidrio. Debe agitarlo bien antes de usarlo.

BRONCEADOR DE ZANAHORIA

1º)

Jugo fresco de zanahoria	1 vaso
Aceite de sésamo	3 cucharadas
Lanolina	3 cucharadas

Derrita al baño María la lanolina con el aceite y añada poco a poco el jugo, que previamente habrá calentado un poco para facilitar la mezcla. Remueva bien hasta tener un producto homogéneo.

2º) Para pieles sensibles y blancas, tome un vaso de jugo de zanahoria dos veces al día para acelerar el bronceado.

CREMA DE PEPINO

Pepino	1 pequeño
Glicerina	1 cucharadita
Agua de rosas	1 cucharadita

Pele el pepino, píquelo en trozos y exprímalo para obtener su jugo. Mézclelo bien con los demás ingredientes.

CREMA SOLAR ECOLÓGICA 

Sencillamente, aplique aceite de avellanas, coco, almendras, oliva o jojoba directamente. Use aceites sin refinar, obtenidos por presión en frío, y de cultivo ecológico.

VINAGRE

Frótese el cuerpo con vinagre, **estando a la sombra**. Ha de esperar a que se haya secado el vinagre por completo para exponerse al sol. Si hace algo de viento, el secado será más rápido. Tras una exposición de cinco minutos al sol, vuelva a la sombra y repita, como mínimo otra vez, el proceso. Este tratamiento está indicado para aquellas personas de piel muy sensible al sol, rubios o pelirrojos, que más que broncearse con el sol se ponen como langostinos.

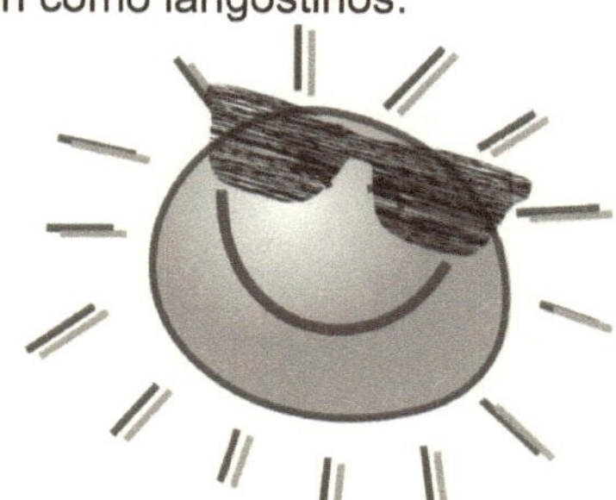

CALMANTES PARA LAS QUEMADURAS SOLARES

ACEITE DE HIPÉRICO

Flores frescas de hipérico	2 vasos
Aceite de girasol	cantidad suficiente

Eche las flores en un frasco transparente y añada aceite suficiente hasta cubrirlas por completo. Tape y conserve donde le dé la luz del sol.

Deje en maceración durante 40 días, removiendo todos los días con una cuchara de madera. El aceite debe ir tomando un color rojizo.

Pasado el tiempo de maceración, cuele y envase en frasco opaco (protegido de la luz solar). Puede machacarse las hojas en un mortero y añadir el líquido para que su concentración sea mayor.

Va bien como cicatrizante, en especial para estrías. También puede usarse para calmar quemaduras solares

ACEITE DE OLIVA

Aplíquelo por la noche sobre la piel limpia. Elimina la irritación solar e hidrata la piel, con lo que ésta no estará tan tensa.

ÁLOE

Use la pulpa, que ha de preparar dejando escurrir toda la savia de una rama que después se pela; puede conservar las hojas enteras en la parte baja de la nevera, o congelar la pulpa, ya preparada, envolviendo porciones de uso individual en papel de aluminio.

AVELLANO Y GLICERINA

Aceite de oliva	1 cucharada
Extracto de avellano	1 cucharada
Glicerina	1 cucharada

Mézclelo todo y aplíquelo en las zonas afectadas.

AVELLANO Y MIEL

Clara de huevo	1
Extracto de avellano	1 cucharadita
Miel de abejas	1 cucharadita

Mézclelo todo y aplíquelo en las zonas afectadas.

CALMANTE «ENSALADA»

Mezcle aceite y vinagre a partes iguales y aplíquelo sobre las zonas afectadas.

DESCONGESTIVO DE TOMATE

Para el cutis inflamado por una exposición larga al sol sin protección solar, corte unas rodajas de tomate frío y colóquelas sobre el rostro en frente, mentón y mejillas. No coloque nada sobre los ojos. Aguarde veinte minutos y enjuague la cara con agua fría.

FRESAS

Utilice dos fresas grandes y maduras y hágalas pulpa. Aplíquelas sobre las zonas quemadas y déjelas unos treinta minutos. Luego aclare con una solución de agua tibia y tintura de benjuí.

HAMAMELIS

1º)

Aceite de oliva	1 cucharada
Glicerina	1 cucharada
Hamamelis en polvo	1 cucharada

Mezcle el aceite con la glicerina y el hamamelis en polvo..

2º)

Clara de huevo	1
Miel de abejas	2 cucharaditas
Hamamelis en polvo	1 cucharadita

Bata la clara y mézclela con la miel y el hamamelis en polvo.

INFUSIONES

Las infusiones de ortiga o de salvia alivian las quemaduras del sol. Aplíquelas en compresas o lavando con ellas la piel afectada.

LECHE ÁCIDA

Sirve como calmante de las quemaduras del sol. Lave la cara con leche ácida, o bien aplique en compresas. Si no dispone de leche ácida, use leche fría, o bien use yogur natural batido con algo de leche.

LOCIÓN DE EUCALIPTO

Aceite de oliva	1 cucharada
Glicerina	1 cucharada
Aceite de eucalipto	2 gotas

Mezcle primero el aceite de oliva y la glicerina y añada el eucalipto cuando la mezcla anterior esté homogénea. Aplique el producto directamente sobre la piel quemada.

MASCARILLA CALMANTE DE ALBARICOQUE

Utilice albaricoques muy maduros. Aplique la pulpa machacada para combatir la congestión solar.

MASCARILLA DE QUESO Y YOGUR PARA LAS QUEMADURAS SOLARES

Para aliviar la piel «como langostino» después de tomar el sol, mezcla yogur natural y queso fresco. Refresca y calma el dolor.

PAPA

Utilice una papa cruda rallada o en forma de jugo.

PEPINO

Pele un pepino y tritúrelo. Aplique la pasta sobre las zonas quemadas para refrescarlas.

PEREJIL

Una tisana tibia de perejil en compresas es adecuada para casos de inflamación (tobillos y párpados, por ejemplo). A temperatura ambiente, calma las quemaduras solares.

MASCARILLA DE SANDÍA

Mezcle una cucharadita de zumo de sandía con la misma cantidad de yogur natural. Aplique la mascarilla resultante en la piel del rostro. Deje actuar diez minutos y luego aclare con abundante agua.

VINAGRE

Utilice vinagre diluido con agua para calmar la piel quemada por el sol. Apliquelo en forma de compresas, o bien lavando con el vinagre diluido.

ZANAHORIA

Para conservar el bronceado de la piel, coma zanahorias diariamente y utilice aceite de zanahoria como crema solar.

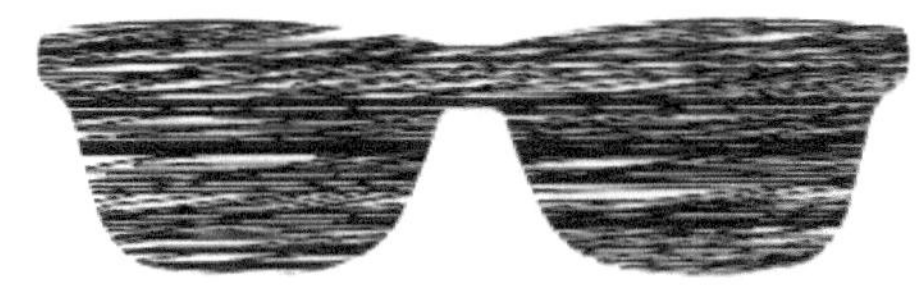

TRATAMIENTOS CORPORALES

DEPILACIÓN

DEPILATORIO FACIAL AL LIMÓN

Limón	1
Azúcar blanca	1 cucharada

Exprima el limón y disuelva el azúcar en el jugo. Llévelo al fuego hasta que el azúcar se caramelice un poco, de forma que pueda extenderse bien sobre el labio superior. Una vez seco, retire con fuerza para arrancar el vello. Puede reutilizarla tantas veces como estime conveniente, calentándola al baño María hasta que se funda.

«HALAWA»

1º)

Limón	½
Azúcar blanca	250 gramos
Agua	1 litro

Esta receta es originaria de Egipto y fue traída a España por los árabes (la fórmula original se hacía con miel). Exprima el limón y mézclelo con el agua y el azúcar. Caliente durante varias horas, a fuego lento, hasta que el azúcar se haya caramelizado. Déjelo enfriar hasta poder moldearlo con la mano y entonces amáselo formando una bola blanda y pegajosa. Con este producto deberá frotar con fuerza en la dirección de crecimiento del vello, y verá como éste se queda pegado. Puede usarse tantas veces como crea oportuno, para lo cual deberá dejarla al sol hasta que funda la parte superior.

2º)

Limón	1 grande
Azúcar blanca	2 cucharadas
Agua	1 taza

Exprima el limón y mézclelo con el agua y el azúcar. Caliente hasta que el azúcar se haya disuelto. Deposite ahora la mezcla sobre una plancha caliente y trabájela con las manos durante un cuarto de hora, como mínimo (mójese las manos, para enfriarlas, tantas veces como haga falta y así podrá soportarlo). Luego, déjela enfriar y guárdelo. Se utiliza como una cera caliente normal, por lo que debe fundirla al baño María y aplicarla en caliente. Puede reutilizarla tantas veces como estime conveniente.

CREMA DE TÁRTAGO

Mezcle miel de abejas con zumo de tártago en cantidad suficiente para lograr una crema. Aplíquelo y déjelo actuar el tiempo necesario. Para saber si ha transcurrido el tiempo suficiente haga una prueba en una parte de la piel, comprobando si se retira el vello.

Tras la aplicación del producto, enjuague con agua tibia o infusión de hierbas y aplique luego algo de talco. No debe usarlo sobre piel irritada, pues puede producir fuerte escozor.

ACEITE POS-DEPILATORIO

Sal marina	3 cucharadas
Aceite de oliva	1 cucharada

Mezcle y aplique en las zonas recién depiladas, tras un buen baño de vapor, mientras la piel esté aún húmeda. Nutre y evita la «piel de gallina» efecto de la depilación. También puede prepararlo con aceite de almendras dulces o de germen de trigo.

CREMA POS-DEPILATORIA

Manteca de cacao	3 cucharadas
Leche de almendras	3 cucharadas
Vaselina	1 ½ cucharadas
Alcohol de 96º	unas gotas

Funda la manteca de cacao al baño María. Agregue la vaselina, la leche de almendras y unas gotas de alcohol y revuelva bien la mezcla. Aplíquela sobre la zona depilada y déjela un cuarto de hora. Luego espolvoree con polvo de talco.

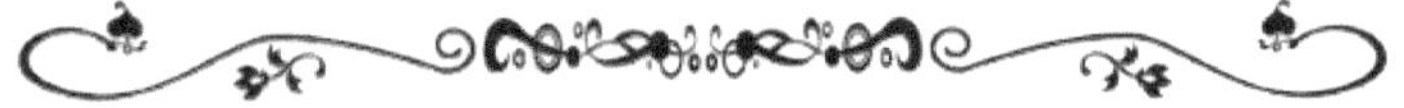

DECOLORANTES Y BLANQUEADORES

BLANQUEADOR DE LIMÓN Y LECHE

Corte dos rodajas de limón fresco y póngalas en remojo en una taza de leche durante dos horas. Luego, retire el limón y añada yogur natural hasta que se espese. Aplíquese esta crema en las partes oscuras de la piel para blanquearlas. Déjela actuar varias horas y luego lave con una infusión de hinojo o de saúco. Este producto es adecuado para aclarar la piel cuando ya ha pasado el verano y desea Ud. tener un color más pálido y acorde con el clima.

CREMA DE ALMENDRAS

Limón	½
Aceite de almendras amargas	½ vasito
Esencia de rosas	20 gotas
Cera virgen	25 gramos
Raíces de diente de león	5
Agua destilada	½ vasito

Hierva la raíces de diente de león en el agua durante cinco minutos. Filtre y envásela aparte. Caliente el aceite de almendras, la esencia de rosas, la cera y el zumo del limón removiendo hasta que se funda. Luego, mantenga al fuego dos minutos más, siempre removiendo. Envásela en un frasco de cristal, cierre herméticamente y déjela enfriar. Para aplicarla, lave primero las zonas manchadas con una gasa empapada en la tisana de diente de león. Deje que se absorba y, antes de que seque, aplique la crema en capa fina con un suave masaje en círculo. Este tratamiento deberá aplicarlo al levantarse y al acostarse, manteniendo la acción de la crema por doce horas, y durante un mínimo de veinte o treinta días.

CREMA DE RÁBANOS

Rábanos en polvo	½ cucharada
Harina de avena	½ cucharada
Nata líquida	1 taza

Ponga a cocer el polvo de rábanos con la nata y añada poco a poco la avena mezclando bien. Aplique la crema tibia sobre las zonas con pecas para aclararlas. No olvide protegerse bien del sol.

GERMEN DE TRIGO CON MIEL

Mezcle aceite de germen de trigo con miel de abejas y aplíquelo sobre las manchas de la piel.

JUGO DE LIMÓN

Diluya jugo de limón con agua y aplíquelo sobre las pecas para aclararlas. También puede usar el jugo sin diluir. Puede usarlo también para las manchas de las manos.

MANGO

Aplique la pulpa de mango triturada directamente sobre la piel, o mezclada con un poco de leche. Elimina las manchas cutáneas, aparte de aportar suavidad y brillo.

MASCARILLA DE HUEVO DE PERDIZ

Utilice solo las yemas de los huevos de perdiz. Bátalas, aplíquelas sobre la piel y déjelas secar. Ayuda a eliminar las pecas.

MASCARILLA ANTIMANCHAS

Caliente al baño maría 50 gramos de mantequilla de cacao y entretanto prepare un zumo con 50 gramos de zanahoria. Mezcle ambos ingredientes hasta formar una pasta cremosa. Aplíquela en el rostro mientras esté tibia. Manténgala por diez minutos y elimínela con agua tibia.

PARA LAS MANCHAS SENILES

Utilice aceite de ricino o de eucalipto y frótese la piel por la mañana y por la noche.

LOCIÓN DE SAÚCO 

Raíz de geranio	1 cucharadita
Zumo de limón	1 cucharada
Agua de saúco	3 cucharadas

Mezcle los ingredientes y aplique en las áreas manchadas. No olvide protegerse del sol. _

ANTICELULÍTICOS

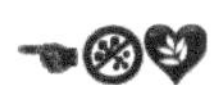

ACEITE DE CÍTRICOS

Jugo de pomelo	1 cucharada
Aceite de limón	2 cucharadas
Aceite de coco o almendras	6 cucharadas

Mézclelo todo y aplíquelo en masaje.

ANTICELULÍTICO DE CAFÉ

El café molido tiene efectos anticelulíticos. Mezcle una cucharada con aceite de oliva y aplique en las zonas afectadas mediante círculos pequeños. Envuelva en papel osmótico (film transparente) y mantener durante una hora.

ARCILLA CONTRA LOS EDEMAS

Para reducir los edemas, amase un poco de arcilla con una infusión de llantén y caléndula. Aplíquela en las zonas afectadas. Se recomienda, además, seguir una dieta equilibrada y rica en legumbres, verduras,hortalizas y frutas, pobre en sal y rica en las proteínas.

<u>ARENA DE LA PLAYA</u>
La arena fina de la playa también sirve para combatir la celulitis. Frote un puñado de arena por las zonas celulíticas aplicando un masaje circular. Luego báñese bien.

<u>HIEDRA Y ALGAS</u>

Fucus (sargazo vesiculoso)	1 taza
Hiedra	1 taza
Agua	1 litro

Ponga a cocer la hiedra con el alga en el agua hirviendo. Déjelo reposar dos horas y luego vuelva a calentarlo. Escúrralo bien, reservando el líquido. Tritúrelo y aplíquelo en la zona celulítica en compresa. Sujétela bien y déjela actuar 30 minutos. Lave después con el líquido que guardó de la cocción. Termine aplicándose una loción de avellano (véala en los productos astringentes).

<u>LECHUGA</u>
Deje cocer unas hojas de lechuga en poca cantidad de agua durante 4 minutos. Retire las hojas y añada jugo de pomelo. Moje bien unas gasas y déjelas actuar el mayor tiempo posible en la zona afectada.

<u>LOCIÓN</u> 

Cola de caballo	6 cucharadas
Pétalos de rosa	3 cucharadas
Laminaria	1 cucharada
Fucus (sargazo vesiculoso)	1 cucharadita
Hiedra	una pizca
Alcohol de 96°	2 ½ tazas
Agua destilada	3 ½ tazas

Mezcle todos los ingredientes y déjelos un mes en maceración en un sitio fresco (donde la temperatura esté entre los 16 y los 18°C). Cuélelo y enváselo. Para usarlo, dilúyalo con agua a partes iguales y aplíquelo dando masaje en las zonas afectadas, dos veces al día.

<u>MASAJE DE SEMILLAS DE AGUACATE</u>
Corte dos aguacates por la mitad y separe la semilla <u>sin limpiarla</u>; deben de quedar pegados restos del fruto. Aplique primero aceite de ricino en las zonas celulíticas. Coja las dos semillas en una mano y dese un masaje con fricciones en círculo, en ambos sentidos y en dirección ascendente, por el canal que separa el muslo de los glúteos, y por el canal interno que asciende hasta la ingle. Si se absorbe el aceite debe

aplicarse más. Este masaje favorece la evacuación de los líquidos retenidos que son una de las causas de la celulitis. ***En caso de duda, antes de aplicar este tipo de masajes consulte con un especialista.***

ANTI-ESTRÍAS

ACEITE DE HIPÉRICO

Flores frescas de hipérico	2 vasos
Aceite de girasol	cantidad suficiente

Eche las flores en un frasco transparente y añada aceite suficiente hasta cubrirlas por completo. Tape y conserve donde le dé la luz del sol.
Deje en maceración durante 40 días, removiendo todos los días con una cuchara de madera. El aceite debe ir tomando un color rojizo.
Pasado el tiempo de maceración, cuele y envase en frasco opaco (protegido de la luz solar). Puede machacarse las hojas en un mortero y añadir el líquido para que su concentración sea mayor. Va bien como cicatrizante, en especial para estrías.

CREMA NUTRITIVA
(Para el macerado):

Cola de caballo	2 cucharadas
Fucus (sargazo vesiculoso)	1 cucharada
Zumo de limón	12 gotas
Alcohol de 90°	½ taza
Agua destilada	2 tazas

(En cada aplicación):

Yogur natural	1 cucharada

Ponga a macerar la cola de caballo y el fucus con el zumo de limón, el agua y el alcohol. Déjelo reposar durante 25 días en un sitio fresco (a temperatura de unos 18ºC). Cuélelo y enváselo. Para usarlo, añada dos gotas del macerado a la cucharada de yogur, mézclelo bien y aplíquelo con un suave masaje. Déjelo actuar 10 minutos.

CÚRCUMA
Mezcle un poco de polvo de cúrcuma con harina de garbanzos, leche, agua o yogur natural (según prefiera). Aplique sobre la zona afectada masajeando durante 5 minutos y luego enjuague con agua tibia. Repita el tratamiento todos los días durante dos semanas.

<u>LOCIONES</u>

1°)

Cola de caballo	150 gramos
Pétalos de rosa	25 gramos
Laminaria	10 gramos
Hierba jabonera	1 gramo
Hamamelis	1 gramo
Zumo de limón	10 gotas
Alcohol de 96°	2 ½ tazas
Agua destilada	3 ½ tazas

Mezcle todos los ingredientes y déjelos en maceración durante cuatro semanas en un sitio fresco (donde la temperatura esté entre los 16 y los 18°C). Cuélelo y enváselo. Para usarlo, dilúyalo con agua a partes iguales y aplíquelo dando masaje dos veces al día.

2°)

Cola de caballo	100 gramos
Pétalos de rosa	50 gramos
Laminaria	12 gramos
Hiedra	10 gramos
Fucus (sargazo vesiculoso)	10 gramos
Extracto de hamamelis	12 gotas
Zumo de limón	12 gotas
Agua destilada	2 tazas
Alcohol de 90°	2 tazas

Ponga a macerar la cola de caballo, los pétalos de rosa, la hiedra y las algas laminaria y fucus en el alcohol y el agua destilada. Déjelos durante unos veinticinco días, luego cuélelo y añada el extracto de hamamelis y el zumo de limón. Para usarlo, dilúyalo con agua a partes iguales y aplíquelo dando masaje de abajo a arriba.

<u>PAPAS</u>

Papa cruda rallada	2 cucharadas
Aceite de almendras dulces	2 cucharadas
Glicerina	2 cucharadas

Especial para las estrías en los senos. La papa debe estar bien rallada. Mézclela con el aceite de almendras y la glicerina. Aplique la cataplasma resultante y déjela actuar durante un cuarto de hora.

PARA VIENTRE Y SENOS

Aceite de salvia	2 ½ cucharadas
Aceite de germen de trigo	2 cucharaditas
Lanolina	½ cucharadita

Bátalo todo junto, luego póngalo al baño María y siga batiendo hasta que se enfríe. Es muy adecuado para usar desde el comienzo del embarazo.

ZANAHORIA

Ponga a cocer 6 zanahorias en un poco de agua. Redúzcalas a pulpa y aplaste la pulpa junto con el jugo, extendiendo sobre el abdomen y demás zonas afectadas, cubriendo con una gasa. Deje actuar 20 minutos y repítalo una vez por semana. También es reafirmante y astringente.

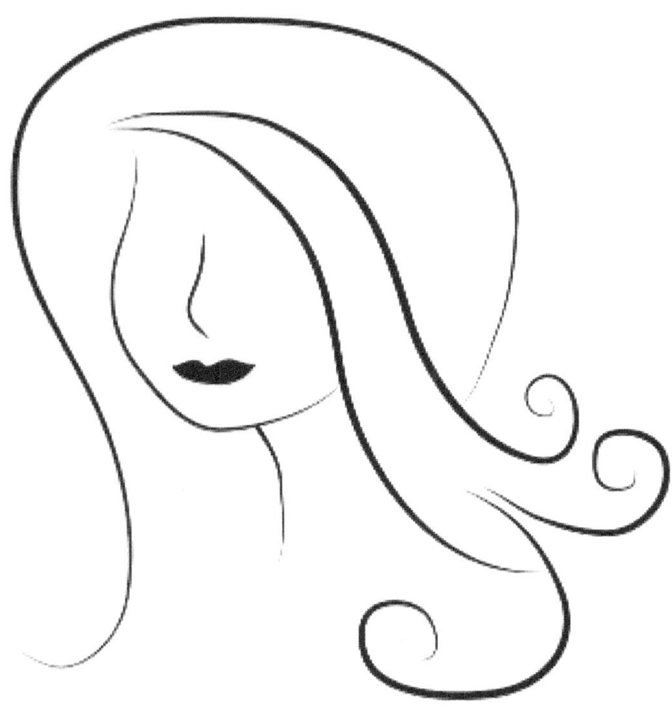

PARA LOS SENOS

(Vea también los productos anti-estrías)

PARA MANTENERLOS FIRMES

INFUSIÓN DE CORAZONCILLO

Corazoncillo (hipérico)	1 cucharada
Agua destilada	2 tazas

Prepare una infusión con el agua hirviendo. Beba dos vasos diarios y además aplique compresas frías de la misma infusión sobre el pecho. Es reafirmante.

LIMÓN Y RON

Ron blanco	1 cucharada
Jugo de limón	1 cucharada

Mezcle los ingredientes. Aplique después de una ducha fría, dando un ligero masaje y procurando no tocar el pezón. Es reafirmante.

MASCARILLA DE ACEITE

Yema de huevo	1
Aceite de oliva	1 cucharada
Germen de trigo	1 cucharada

Mezcle los ingredientes hasta tener una pasta bien fina. Aplíquela sobre los senos, con la ayuda de un pincel plano, en forma de círculos y dejando el pezón descubierto. Déjela actuar 20 minutos y a continuación lave con agua caliente. Termine con agua fría. Es reafirmante y apropiada para pieles secas. Désela una vez a la semana.

MASCARILLA DE ARCILLA

Arcilla blanca	100 gramos
Clara de huevo	1

Bata la clara y mézclela con la arcilla. Aplique de la misma forma que la mascarilla anterior. Esta mascarilla también es reafirmante y adaptada a pieles grasas. Aplíquesela una vez por semana.

MASCARILLA DE NARANJA

Jugo de naranja	½ taza
Cáscara de naranja	½
Harina de millo	2 cucharadas

| Yogur natural | 2 cucharadas |

Mezcle bien la harina con el jugo, añada la cáscara rallada y el yogur. Aplique como las dos anteriores y repita este tratamiento una vez a la semana. Es reafirmante y adecuada para pieles normales.

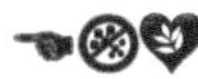

TRATAMIENTO REAFIRMANTE

Bolsa de pastor	30 gramos
Aceite de ricino	2 cucharadas
Aceite de onagra	3 gramos
Agua destilada	2 tazas

También necesita un calcetín y un sujetador de algodón limpios. Llene el calcetín con la bolsa de pastor y póngala dentro de un recipiente con el agua hirviendo. Mantenga cuatro minutos en ebullición. Luego, saque el calcetín y escúrralo bien. Espere a que se haya enfriado para sacar la hierba del calcetín. Rocíe con el aceite de ricino, mézclelo bien y repártalo sobre las dos copas del sujetador. Úselo durante un par de horas, tres o cuatro veces por semana; mantenga este tratamiento durante un mes aproximadamente. Como complemento, tome diariamente 3 gramos de aceite de onagra. Conseguirá aumentar el volumen de los pechos sin tratamientos costosos y peligrosos.

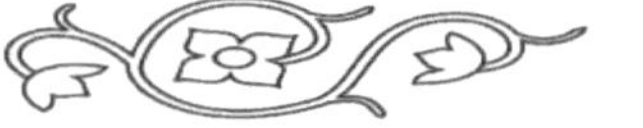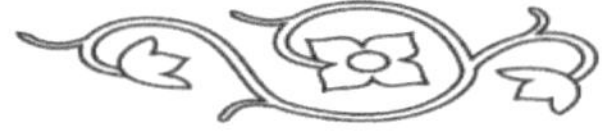

EN EL EMBARAZO Y LA LACTANCIA

ACEITE DE CORAZONCILLO

| Corazoncillo (hipérico) | 2 cucharadas |
| Aceite de oliva | 1 taza |

Las cantidades son aproximadas. Coloque el corazoncillo en un frasco pequeño, sin llenarlo más allá de la mitad, y cúbralo con aceite de oliva. Tápelo con un corcho y póngalo al baño María durante dos horas. Déjelo en maceración durante nueve días en un rincón fresco. Debe agitarlo todos los días.

Aplique dando masaje en el pezón y la areola mamaria dos o tres veces al día a partir del 7º mes de embarazo, para prevenir así las grietas durante la lactancia.

LOCIÓN DE CONSUELDA

| Raíces de consuelda mayor | 25 gramos |
| Agua destilada | 1 litro |

Hierva el agua y agregue las raíces, para preparar así una infusión. Déjela reposar un cuarto de hora y cuélela. Debe aplicarla caliente, dos veces al día, para combatir las grietas.

<u>MILENRAMA</u>
Unas compresas con una infusión de milenrama calman el dolor en los pezones.

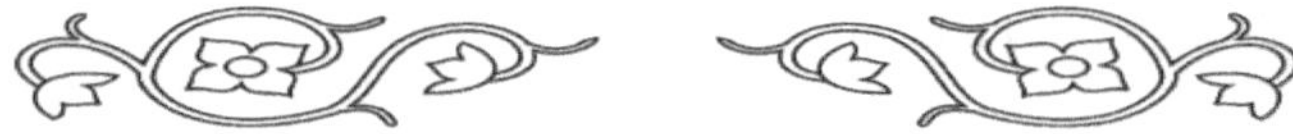

SENOS TERSOS Y SUAVES

<u>CREMA DE LIRIO</u>

Lanolina	40 gramos
Zumo de bulbos de lirio blanco	80 gramos
Miel de abejas	1 cucharada
Aceite de girasol	1 cucharada
Cera de abejas blanca	½ cucharada

Ponga la cera al baño María para que se derrita. Agregue la lanolina, la miel y el aceite, manteniéndolo a fuego lento y batiendo constantemente. Por último, y sin dejar de batir, añada el zumo de bulbos de lirio poco a poco. Retire del fuego pero siga batiendo hasta que se haya enfriado la mezcla. Envásela y guárdela en la nevera. Úsela todos los días, aplicándosela con suavidad, sin dar masaje, también en los pezones.

<u>CREMA NUTRITIVA</u>
(Para el macerado):

Cola de caballo	2 cucharadas
Fucus (sargazo vesiculoso)	1 cucharada
Zumo de limón	12 gotas
Alcohol de 90°	½ taza
Agua destilada	2 tazas

(En cada aplicación):

Yogur natural	1 cucharada

Ponga a macerar la cola de caballo y el fucus con el zumo de limón, el agua y el alcohol. Déjelo reposar durante 25 días en un sitio fresco (a temperatura de unos 18°C). Cuélelo y enváselo. Para usarlo, añada dos gotas del macerado a la cucharada de yogur, mézclelo bien y aplíquelo con un suave masaje. Déjelo actuar 10 minutos.

LOCIONES

1º)

Cola de caballo	150 gramos
Pétalos de rosa	25 gramos
Laminaria	10 gramos
Hierba jabonera	1 gramo
Hamamelis	1 gramo
Zumo de limón	10 gotas
Alcohol de 96º	2 ½ tazas
Agua destilada	3 ½ tazas

Mezcle todos los ingredientes y déjelos en maceración durante cuatro semanas en un sitio fresco (donde la temperatura esté entre los 16 y los 18ºC). Cuélelo y enváselo. Para usarlo, dilúyalo con agua a partes iguales y aplíquelo dando masaje dos veces al día.

2º)

Cola de caballo	100 gramos
Pétalos de rosa	50 gramos
Laminaria	12 gramos
Hiedra	10 gramos
Fucus (sargazo vesiculoso)	10 gramos
Extracto de hamamelis	12 gotas
Zumo de limón	12 gotas
Agua destilada	2 tazas
Alcohol de 90º	2 tazas

Ponga a macerar la cola de caballo, los pétalos de rosa, la hiedra y las algas laminaria y fucus en el alcohol y el agua destilada. Déjelos durante unos veinticinco días, luego cuélelo y añada el extracto de hamamelis y el zumo de limón. Para usarlo, dilúyalo con agua a partes iguales y aplíquelo dando masaje de abajo a arriba.

MASCARILLA DE LIMÓN

Cáscara de limón	½
Yema de huevo	1

Bata la yema y mézclela con la cáscara de limón rallada. Aplique la pasta sobre los senos, con la ayuda de un pincel plano, en forma de círculos y dejando el pezón descubierto. Déjela actuar 20 minutos y a continuación lave con agua caliente. Termine con agua fría.

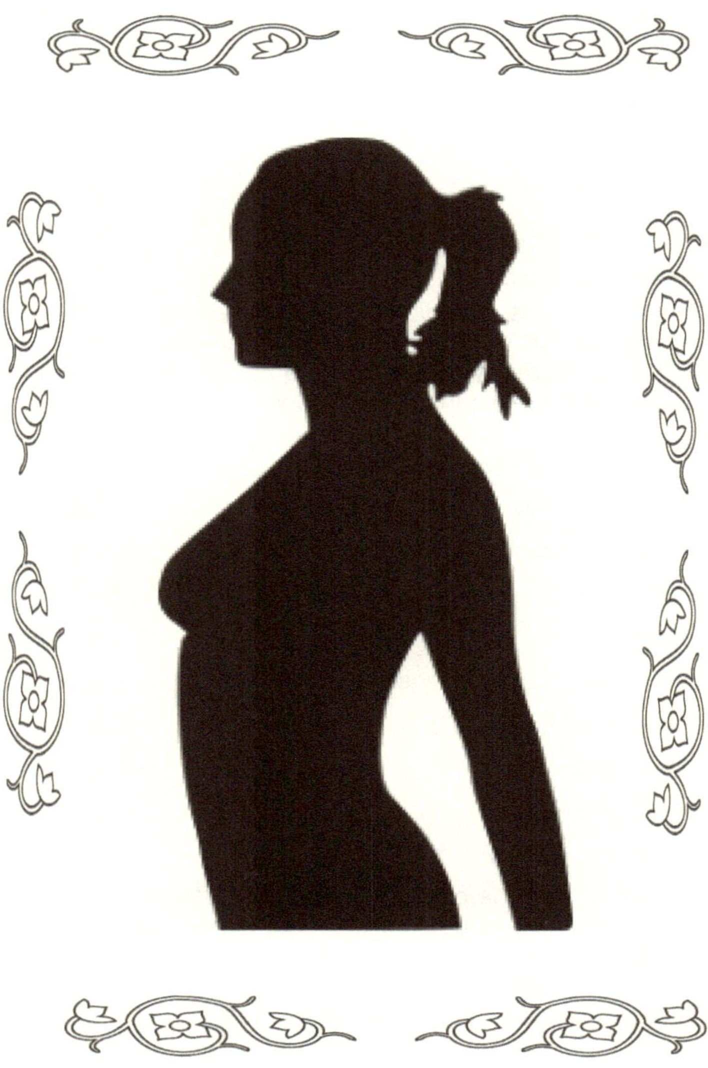

PRODUCTOS INFANTILES

<u>CREMA DE SOJA Y CACAO</u>

Aceite de soja	3 cucharadas (30 ml)
Manteca de cacao	2 ½ cucharaditas (9 g)
Cera virgen de abejas	1 cucharadita (4 g)
Ácido esteárico	1 cucharadita (3 g)
Agua destilada	2 ½ cucharadas (25 ml)
Bórax	una pizca
Aceite de manzanilla	2 cucharaditas (5 ml)

Es muy importante medir las cantidades exactas, de ahí que figuren las equivalencias de las medidas que hemos venido usando hasta ahora. Ponga el aceite de soja, la manteca de cacao, la cera de abejas y el ácido esteárico al baño María hasta que se fundan y quede todo como un líquido claro. Mientras, hierva el agua y disuelva el bórax. Aparte las grasas fundidas y añada la disolución de bórax batiendo bien. Agregue ahora el aceite de manzanilla y siga batiendo hasta tener una crema viscosa. Envásela y guárdela en la nevera. Debe extremar las precauciones de higiene cuando aplique esta crema al niño (al igual que cualquier otro producto), pues no olvide que es muy sensible y no tiene desarrolladas las defensas como la piel adulta.

<u>CREMA DE ALMENDRAS DULCES</u>

Aceite de almendras dulces	2 ½ cucharadas (40 g)
Cera de abejas blanqueada	½ cucharada (8 g)
Agua de rosas	1 cucharada (15 g)

Mezcle la cera y el aceite y caliente hasta unos 45°, suficiente para que la cera se funda. Ponga la mezcla en un mortero y vaya removiendo continuamente, mientras añade el agua de rosas gota a gota, como si hiciera mahonesa (conviene que el agua de rosas también esté a unos 45°). La crema debe quedar con una consistencia espesa. Esta crema es indicada para contrarrestar las escoceduras debidas al pañal y debe aplicarla después de cada cambio. Es una buena idea dejar un rato al niño con el culito al aire, pues éste tiene un efecto desinfectante y regenerador para la piel. ¡Eso sí, evite el sol excesivo!

<u>JABÓN PLASTILINA</u>

Jabón de glicerina	250 gramos
Glicerina líquida	3 cucharadas

Maicena	2 cucharadas
Fragancia para jabones (al gusto)	unas gotas
Colorante alimentario	unas gotas

Se puede hacer un jabón con la consistencia de la plastilina, muy útil para convertir el baño de los niños en un juego.

Funda la base de glicerina en el microondas, añada la glicerina, la maicena, el aroma y el colorante y mezcle bien. Prosiga removiendo hasta que la pasta endurezca, vierta la masa en un papel de horno y amase hasta que tenga consistencia de plastilina. Puede ayudar el ponerse crema o aceite infantil en las manos.

Se puede añadir más glicerina si se desea más ligera, o más maicena si se desea más dura, hasta conseguir la consistencia adecuada.

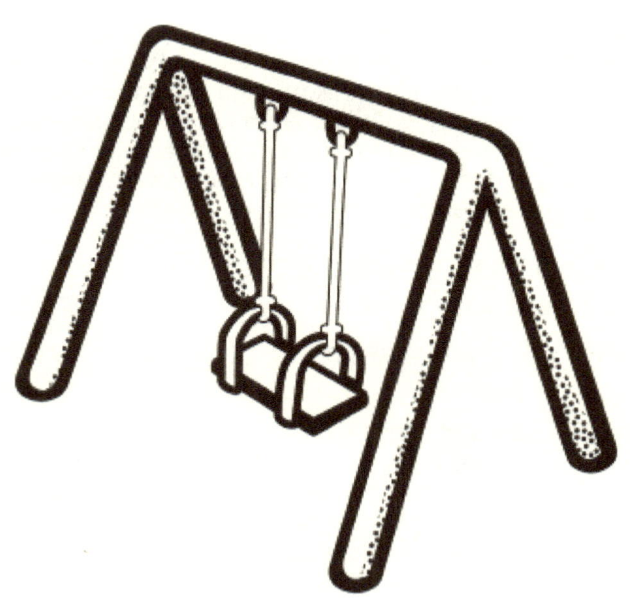

PRODUCTOS PARA HOMBRES

AFEITADO

<u>CREMA DE SOJA PARA DESPUÉS DEL AFEITADO</u>

Aceite de soja	2 cucharadas
Aceite de almendras	1 cucharada
Aceite de romero	3 gotas
Agua destilada	3 ½ cucharadas
Cola de caballo	2 cucharaditas
Cera virgen de abejas	2 cucharaditas
Manteca de cacao	2 cucharaditas
Ácido esteárico	2 cucharaditas
Bórax	una pizca

Ponga los aceites de soja y almendras, la cera, la manteca de caco y el ácido esteárico en un recipiente adecuado para calentarlos al baño María. Manténgalo así hasta tener un líquido claro con todos los ingredientes fundidos. Entretanto, prepare una infusión con la cola de caballo y el agua hirviendo. Déjela reposar unos ocho minutos separe 2 cucharadas y media y disuelva en ella el bórax. Una vez bien disuelto, añádalo a la mezcla fundida y bata vigorosamente hasta tener un líquido lechoso. Añada ahora el aceite de romero y siga batiendo hasta obtener una crema viscosa. Cuando esté fría, envásela y consérvela en la nevera. Dura unos 3 meses.

<u>LOCIÓN DE CAMOMILA Y AGUA DE ROSAS PARA DESPUÉS DEL AFEITADO</u>

Extracto de manzanilla	2 cucharadas
Agua de rosas	6 cucharadas

Mezcle y envase. La manzanilla recibe también el nombre de camomila, aunque la variedad que se usa en cosmética no es la manzanilla usada para infusiones. Pero puede sustituirse el extracto por una infusión bien concentrada, usando mayor cantidad. Para aplicar después de un afeitado con hojilla. No irrita la piel.

<u>LOCIÓN DE COLA DE CABALLO Y HAMAMELIS PARA DESPUÉS DEL AFEITADO</u>

Cola de caballo seca	1 cucharada
Agua de hamamelis	3 cucharadas

Alcohol de 90°	2 ½ cucharadas
Agua destilada	6 cucharadas
Esencia de limón	5 gotas

Prepare una infusión con la cola de caballo y el agua hirviendo. Déjela reposar unos ocho minutos y separe 4 cucharadas y media. Deje enfriar. Añada entonces el alcohol y el agua de hamamelis, mezclando bien. Agregue la esencia de limón, siga removiendo durante un minuto aproximadamente y envácelo. Dura unos 6 meses.

<u>LOCIÓN DE SALVIA Y ROMERO PARA DESPUÉS DEL AFEITADO</u>

Salvia	7 cucharadas
Romero	7 cucharadas
Vinagre de vino	1 taza
Extracto de avellano	1 taza

Haga un macerado con la salvia y el romero en el vinagre y déjelo reposar 7 días. Escurra, filtre y añada el extracto de avellano.

<u>MANZANILLA PARA DESPUÉS DEL AFEITADO</u>

Prepare una infusión de manzanilla y déjela enfriar. Aplíquela después del afeitado para calmar la piel irritada.

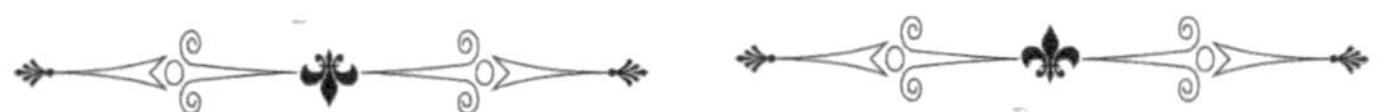

PERFUMES Y DESODORANTES MASCULINOS

<u>AGUA DE ESPECIAS</u> 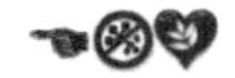

Clavo molido	1 cucharada
Hojas de laurel	2
Agua de rosas	1 taza
Vinagre de sidra	1 taza

Mézclelo todo y ponga a hervir largo rato, reponiendo el agua evaporada con agua destilada para mantener el volumen primitivo. Enfríelo, envácelo y déjelo reposar durante algunas semanas. Debe filtrarlo antes de usar. Su fuerte olor a especias lo hace especialmente agradable para el uso masculino.

AGUA DE NOGAL

Hojas de nogal frescas	2 cucharadas
Agua de rosas	6 cucharadas

Caliente el agua de rosas y vierta dentro las hojas de nogal. Deje reposar tres horas, escúrralo y enváselo.

AGUA DE LAVANDA

Flores de lavanda secas	3 cucharadas
Alcohol de 96°	3 cucharadas

Deje las flores en maceración con el alcohol durante siete días. Por último, caliente ligeramente la mezcla y fíltrela.

COLONIA DE LAUREL Y RON

Ron añejo	1 cucharadita
Aceite de laurel	unas gotas
Agua destilada	3 cucharaditas
Alcohol 96°	5 cucharaditas

Mézclelo todo y enváselo.

DESODORANTE DE ROMERO ☑

Romero	2 cucharadas
Alcohol de 90°	2 cucharadas
Agua de hamamelis	1 cucharada
Esencia de limón	5 gotas
Agua destilada	1 vasito

Prepare un extracto con el agua y las hojas de romero. Separe 3 cucharadas del mismo y déjelo enfriar. Añádale entonces el alcohol y el agua de hamamelis, mezclando bien. Agregue la esencia de limón, siga removiendo durante un minuto aproximadamente y enváselo en una botella con vaporizador. Dura unos 6 meses. Para intensificar el aroma a romero, sustituya la esencia de limón por una cucharadita de esencia de romero.

POLVO CORPORAL

Talco puro sin perfume	3 cucharadas
Sándalo pulverizado	2 cucharadas
Malva rosa y vetiver	2 cucharadas

Mezcle todos los ingredientes y pase la mezcla por un colador metálico fino varias veces. Tiene propiedades antisépticas por el sándalo.

Sumario

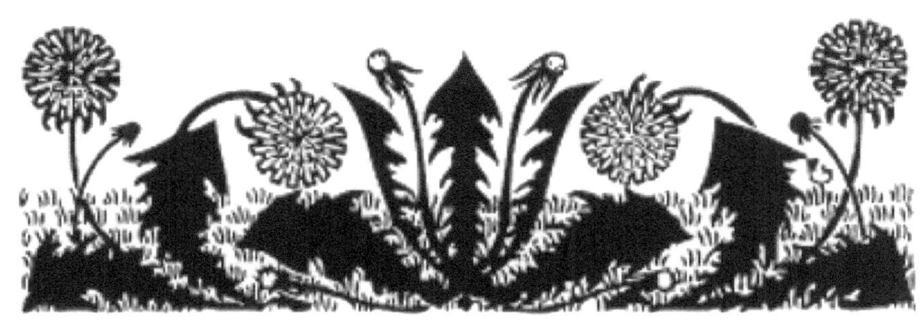

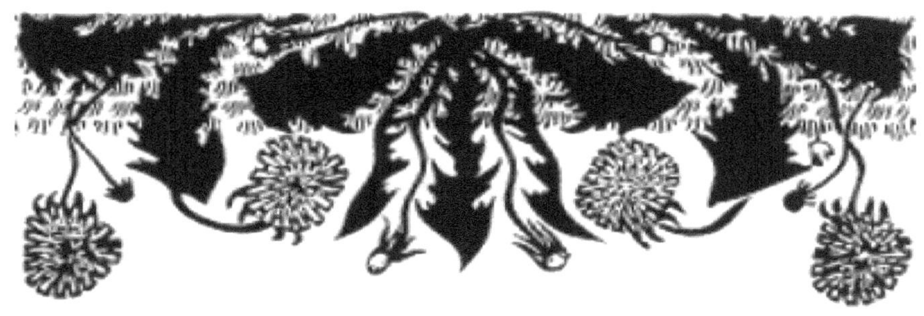

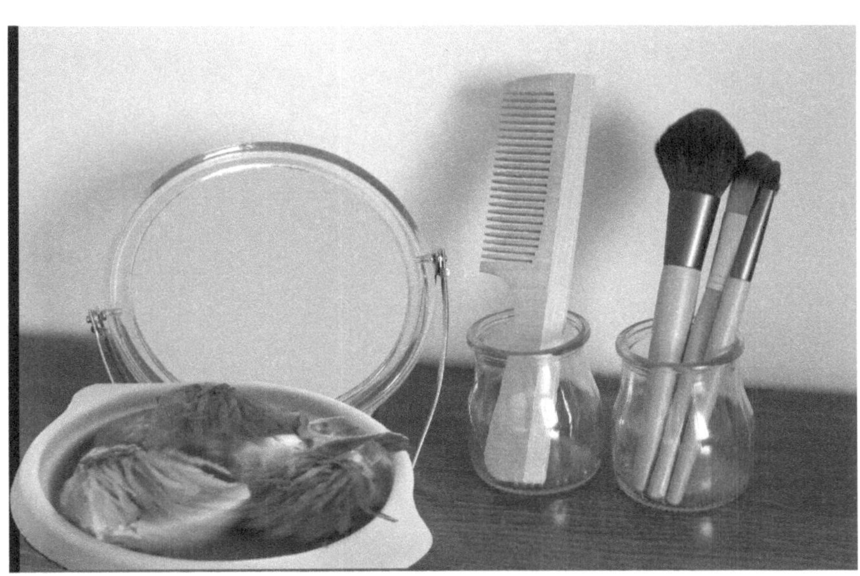

www.ingramcontent.com/pod-product-compliance
Lightning Source LLC
Chambersburg PA
CBHW051300250726
48656CB00004B/1398